はじめての看護英語
第2版

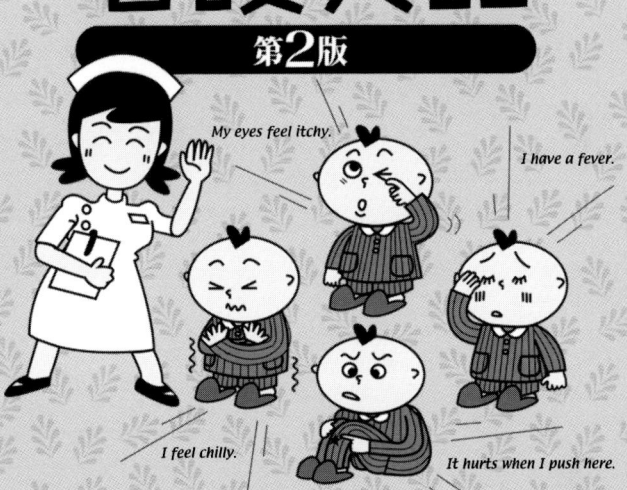

尾崎哲夫
前近畿大学経済学部教授

医学書院

著者紹介

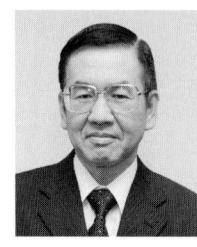

尾崎哲夫（おざき　てつお）
1953年大阪生まれ．1976年早稲田大学法学部卒業．2000年早稲田大学大学院アジア太平洋研究科国際関係専攻修了．松下電送機器㈱勤務，関西外国語大学短期大学部教授他を経て，近畿大学教授に．現在，フリーランスとして活躍中．
主な著書に，「ビジネスマンの基礎英語」（日経文庫）「海外個人旅行のススメ」「海外個人旅行のヒケツ」（朝日新聞社）「大人のための英語勉強法」「TOEICテストを攻略する本」（PHP文庫）「私の英単語帳を公開します！」「私の英熟語帳を公開します！」（幻冬舎）「法律用語がわかる辞典」「法律英語用語辞典」「法律英語入門」「アメリカの法律と歴史」「アメリカ市民の法律入門（翻訳）」「はじめての民法総則」「はじめての会社法」（自由国民社）「英語ここでつまずいていませんか」（講談社プラスα文庫）「はじめての看護英語　第2版」「医療英文を読みこなそう！」（医学書院）他多数．

はじめての看護英語　第2版

発　行	1997年8月1日	第1版第1刷
	2001年1月6日	第1版第3刷
	2002年1月1日	第2版第1刷©
	2020年11月1日	第2版第17刷

編　者　尾崎哲夫
発行者　株式会社　医学書院
　　　　代表取締役　金原　俊
　　　　〒113-8719　東京都文京区本郷1-28-23
　　　　電話　03-3817-5600（社内案内）

印刷・製本　アイワード

本書の複製権・翻訳権・上映権・譲渡権・貸与権・公衆送信権（送信可能化権を含む）は株式会社医学書院が保有します．

ISBN978-4-260-33172-2

本書を無断で複製する行為（複写，スキャン，デジタルデータ化など）は，「私的使用のための複製」など著作権法上の限られた例外を除き禁じられています．大学，病院，診療所，企業などにおいて，業務上使用する目的（診療，研究活動を含む）で上記の行為を行うことは，その使用範囲が内部的であっても，私的使用には該当せず，違法です．また私的使用に該当する場合であっても，代行業者等の第三者に依頼して上記の行為を行うことは違法となります．

JCOPY　〈出版者著作権管理機構　委託出版物〉
本書の無断複製は著作権法上での例外を除き禁じられています．複製される場合は，そのつど事前に，出版者著作権管理機構（電話 03-5244-5088, FAX 03-5244-5089, info@jcopy.or.jp）の許諾を得てください．

はじめに

　この本は，医療・看護系短大・専門学校で学ぶ学生の方々を対象にした英語のテキストです。

　医療・看護系短大・専門学校の学生のみなさんは，国家試験等の勉強に忙しく，なかなか英語を勉強する時間的・精神的余裕がないのが現状でしょう。

　しかし，一方では国際化の波は医療・看護現場にも押し寄せ，基本的英語力・英会話力の養成が大切になってきました。この医療・看護英語教育の分野は，まだまだこれからの分野だと思います。

　医療・看護系短大・専門学校においての英語教育の現状を踏まえて，以下の諸点に留意し，全く新しいテキストを書きました。

(1) 医療・看護単語を重視

　　薬品名や病名には，英語の一部が利用されているものが多く見られます。また，簡単な処方せんなどの読解も単語が基礎になっています。

　　医療英単語が非常に専門的で発音しにくいのです。一部の医療英単語には，カタカナで発音を表記しました。英語の発音に日本語のカタカナを対応させることには問題がないわけではありません。担当の先生の発音やCDをよく聴いて正しい発音を習得してください。

(2) 医療現場での英会話を重視

　　今後，外国人の患者さんが増えることが予想されます。したがって，基本的な英会話力を身につけることが大切です。また，この英会話力は海外旅行などでの英会話にもつながり，非常に実用的です。

(3) やさしくわかりやすい本に
　文章は口語調にしました。また，黒板やイラストなどを使い楽しく学習できるような工夫をしました。

　この本を出版するに当たり，大変お世話になった医学書院看護出版部の藤居尚子氏にこの場をかりて心から御礼申し上げます。

尾崎哲夫

ご担当の先生方に

　この本は「はじめに」で書かせていただいた趣旨で編集されています。ややくだけすぎた印象をお持ちになる先生方もいらっしゃることと思われますが，学生が溶け込みやすいように配慮した結果です。10時限立てにしましたが，適宜講義の中で組み立てていただければ幸いです。

　巻末のステップアップコーナーの演習問題を利用して，講義時間を調整していただければと考えています。また，虫食い問題も設けてありますので，講義中，学生を指名する際などに御利用下さい。練習問題は多めに作ってありますので，繰り返し練習することができます。

　黒板形式をとっていますので基本的な板書は省くことができ，授業の流れがスムーズになると思います。

本書の発音表記について
単語末尾の t の発音はトゥと表しています。
例　dentist（デンティストゥ），tablet（タブリットゥ）

目次

はじめに …………………………………………………………………… iii
ご担当の先生方に ………………………………………………………… v

1時限目　まずは単語から始めよう―医療に携わる人々編 ………… 1
2時限目　まずは単語から始めよう―お薬編 …………………………… 5
3時限目　まずは単語から始めよう―からだ編 ………………………… 14
4時限目　まずは単語から始めよう―病気編 …………………………… 23
5時限目　基本会話表現―あいさつ ……………………………………… 36
6時限目　患者さんとの会話 ……………………………………………… 41
7時限目　症状をたずねる ………………………………………………… 47
8時限目　症状を訴える ……………………………………………………56
9時限目　首から上の病気 …………………………………………………63
10時限目　けがや火傷に関する表現 ……………………………………… 70
ステップアップコーナー …………………………………………………… 75
解答 ………………………………………………………………………… 82
単語集・索引 ……………………………………………………………… 89

1時限目

まずは単語から始めよう
医療に携わる人々編

　皆さんは，看護師志望ですね。まず，医療に携わる人々の英単語からウォーミングアップしましょう。

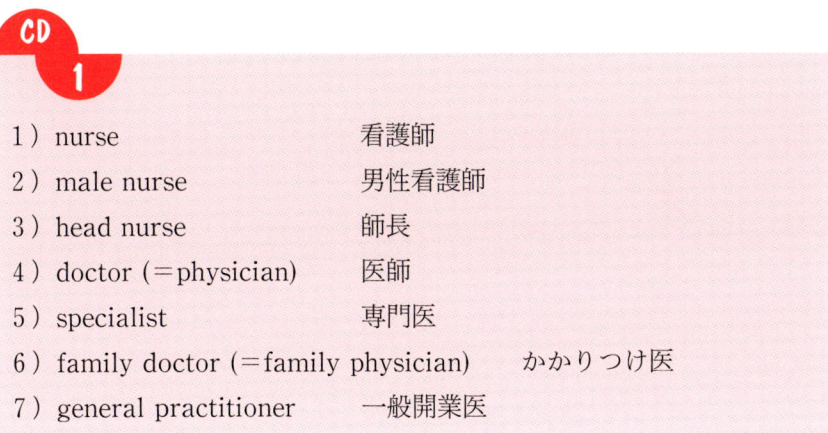

1) nurse　　　　　　　　　看護師
2) male nurse　　　　　　　男性看護師
3) head nurse　　　　　　　師長
4) doctor (＝physician)　　医師
5) specialist　　　　　　　 専門医
6) family doctor (＝family physician)　　かかりつけ医
7) general practitioner　　一般開業医

ポイント！

2) male は男性，female が女性です。
5) special は「特別な」という意味でよく使われます。
6) family doctor は直訳すると「家庭医(家族のお医者さん)」です。長

期にわたって家族全員の健康状態を診てもらっている開業医のことです。
7）general は「一般的な」という意味です。practice はたいてい「練習」「実行」という意味で使われますが，「開業する」という意味もあります。general practitioner は1つの科目だけでなく，内科や小児科など幅広く診察する医師のことです。

次は，様々な科の医師を示す単語について学びましょう。

CD 2

1）dentist　　　　　　　歯科医
2）surgeon　　　　　　 外科医
3）physician（＝internist）　内科医
4）ophthalmologist　　　眼科医
5）otolaryngologist　　　耳鼻咽喉科医
6）pediatrician　　　　　小児科医
7）cardiologist　　　　　心臓病専門医
8）psychiatrist　　　　　精神科医
9）neurologist　　　　　神経科医
10）gynecologist　　　　 婦人科医

単語は，専門的な医学用語で発音しにくいため，覚えやすいように発音をカタカナで表記しておきます。正しい発音はCDまたは先生に習って下さい。
　発音のしかたを忘れたときはカタカナによる発音表記を参照し，自分で発音練習するときは先生の発音を思い出しながらまねてください。

発音

1）デンティストゥ
2）サージェン
3）フィズィシャン（インターニストゥ）
4）オフサルモロジストゥ
5）オゥトゥラリンゴロジストゥ
6）ピーディアトリッシャン
7）カーディオロジストゥ
8）サイカイアトリストゥ
9）ニューロロジストゥ
10）ガイネコロジストゥ

ポイント

1）dental は「歯の」です。
3）inter- は「中」「内」「〜の間」を表す接頭語です。
4）ophthalmo- は「眼」を表す接頭語です。ophthalmia は「眼炎」という意味です。
5）oto- は「耳」を表す接頭語です。耳鼻咽喉科医は，ENT (ear, nose and throat) doctor とも言います。
9）neuron は「神経単位」です。
10）産科医は obstetrician と言います。

Exercise

1．次の単語を発音しながら日本語にしなさい。

(1) nurse
(2) head nurse
(3) surgeon
(4) general practitioner
(5) specialist
(6) pediatrician
(7) psychiatrist
(8) internist

(9) otolaryngologist
(10) cardiologist

2．次の文章を英語に直しなさい。
(1) 私は看護師です。

(2) あなたは内科医ですか，それとも外科医ですか。

(3) 来年，その学生は産婦人科医になります。

(4) 将来，私は看護師になりたい。

3．次の日本語を英語にしなさい。
(1) 医師　　　　　　(2) 専門医
(3) 開業医　　　　　(4) かかりつけ医
(5) 内科医　　　　　(6) 外科医
(7) 看護師　　　　　(8) 師長
(9) 歯科医　　　　　(10) 耳

◀休み時間▶

あまりよくない表現ですが，horse doctorという言葉があります。直訳すると「馬のお医者さん」ですが，あまり上手でない医師のことで，日本語の「やぶ医者」という言葉にあたります。
ちょっと愉快な表現ですね。

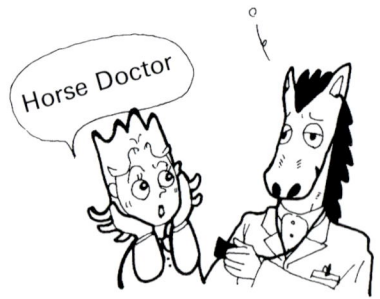

2時限目

まずは単語から始めよう
お薬編

　皆さんは，看護師になったら毎日のように薬を取り扱います。薬の名前には，体の器官や病名の一部を使ったものが多くあります。したがって，その体の器官や病名を意識しながら覚えておくのがコツです。たとえば，stomach medicine は「胃薬」で，stomach は「胃」，medicine は「薬」を指します。

　まず，薬そのものを表わす単語からみていきましょう。様々な単語があり混乱しやすいので，注意しましょう。

CD 3

1）medicine 　　「薬」を指す代表選手
2）drug 　　　　薬
3）tablet 　　　　錠剤
4）pill 　　　　　丸薬
5）capsule 　　　カプセル
6）powder 　　　散剤，粉薬
7）ointment 　　軟膏

発音

1）メディスィン
2）ドゥラッグ
3）タブリットゥ
4）ピル
5）キャプスル
6）パウダー
7）オイントメントゥ

ポイント

1）一番重要なのは，やはり medicine でしょう。stomach medicine「胃薬」，cold medicine「風邪薬」，cough medicine「咳止め」のように使われています。この単語は「医学」という意味もあります。medical「医学の」「内科の」という重要な派生語もあります。
2）この単語は混乱しやすい単語です。以前は「薬」という意味でしたが，現在では主に「薬物(麻薬)」という意味で使われています。drug を使った英語に drugstore があります。これは以前，薬を中心とした小売店を意味しました。現在では，薬のほかいろいろなものを売っている雑貨店を意味します。
4）現在では「経口避妊薬」という意味で使われることが多くなっています。
5）元来は「小袋」を指していました。
6）一般的には「粉」という意味です。

そのほかに，水薬は liquid medicine，座薬は suppository，湿布薬は poultice です。

ちょっと一休み

　イギリスを中心とする移民たちがアメリカにやって来て，荒野に小さな町を作りました。そして，その町の周辺に思い思いの牧場をそれぞれが設営しました。やがて，2〜3軒のお店ができ始めました。自給自足の集落では食料品店はさほど必要ではありません。しかし，薬や洗面道具などの

日用必需品は必要です。歯ブラシなどの日用雑貨を中心とした小売店ができ，そこで薬も売ったことから drugstore と呼ばれました。現在では，薬は pharmacy（いわゆる「薬局」）で売られますので，drugstore はキャンディなどのお菓子や食料品なども置く「何でも屋さん」，すなわち雑貨店のことを言うようになりました。

CD 4

1) stomach medicine　　胃薬
2) cold medicine　　風邪薬
3) headache medicine　　頭痛薬
4) digestive　　消化剤
5) ointment　　きず薬
6) antibiotic　　抗生物質
7) cough medicine　　咳止め
8) pain killer　　鎮痛剤
9) eye drops　　目薬
10) antipyretic(s), fever medicine　　解熱剤

発音 （発音の難しいもの）

4) ダイジェスティブ　　6) アンティバイオティック
7) コフ　メディスィン　　10) アンティパイレティックス

ポイント

5) ointment は，もともと軟膏という意味です。ただ，軟膏は傷に使われるので，きず薬と言ってもいいでしょう。
8) pain killer を直訳すると「痛みの殺し屋」です。したがって，「痛み

止め，鎮痛剤」になります。
9) eye drops を直訳すると「目（に落とす）しずく」です。目薬らしい表現ですね。eye solution とも言います。

> **CD 5**
>
> 1) Chinese medicine (herbal remedy)　漢方薬
> 2) aspirin　　　　　　　　　　　　アスピリン
> 3) gargle　　　　　　　　　　　　 うがい薬
> 4) itch ointment　　　　　　　　　かゆみ止め軟膏
> 5) sleeping pills (tablets)　　　　 睡眠薬
> 6) laxative (cathartic)　　　　　　下剤
> 7) herb　　　　　　　　　　　　　薬草
> 8) insulin　　　　　　　　　　　　インスリン

発音

2) アスピリン
3) ガーグル
4) イッチ　オイントゥメントゥ
6) ラクサティヴ（キャサーティック）
7) ハーブ
8) インスリン

薬局に関する単語をまとめましょう。

CD 6

1) pharmacy　　薬局(米語，一般的な言い方)
2) dispensary　　薬局(英語，病院内の薬局)
3) drugstore　　薬を中心とした小売店
4) pharmacist (pharmaceutist)　　薬剤師
   druggist　　　(米語)薬局の主人，drugstore の経営者
   chemist　　　(英語)薬剤師

発音

1) ファーマスィー　　　2) ディスペンサリ
4) ファーマシスト，ドラッギスト，ケミストゥ

ポイント

1) pharmacy は，日本でも「○○ファーマシー」というように薬局の名前に利用されています。
3) 現在では雑貨店の意味ですが，若干の薬を売っています。イギリスでは，chemist's shop と言います。

薬に関する例文を示しましょう。

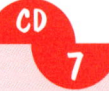

1）May I have a cold medicine?（風邪に効く薬をください。）
2）May I have a cough medicine?
　（喉に効く薬をいただけますか。）
3）What is this medicine good for?（この薬は何に効きますか。）
4）These are multivitamins.（これは総合ビタミン剤です。）
5）This is your medicine.（これがあなたの薬です。）
6）Please follow all directions carefully when taking medication.
　（服用の際はきちんと指示に従ってください。）

ポイント

1）および2）May I have～?のパターンは，英会話一般の中で最重要表現です。
　　May I have your name?（お名前を教えていただけますか。）
　　May I have your phone number?
　　（電話番号を教えていただけますか。）
3）この問いに対する答え方は，たとえば，This medicine is good for toothache.（この薬は歯痛に効きます。）となります。

薬を渡すときに使う台詞を紹介しましょう。

1) Please take this medicine with water.
（この薬を水と一緒に飲んでください。）
2) This medicine may make you drowsy.
（この薬を飲むと眠くなることがあります。）
3) Please take two pills three times a day.
（1日に3回，2錠ずつ飲んでください。）
4) Please take one tablet after meals, three times a day.
（1日3回，食後に1錠ずつ飲んでください。）
5) Please take care of yourself.（お大事に。）

ポイント

1) with water という表現は，with～というパターンで応用できます。with hot water なら「お湯と一緒に」です。
3) three times a day は重要表現です。a day は「1日に」という表現です。
4) meal は「食事」，food は「食物」です。
5) take care of ～は「～の世話をする」という意味です。take care of yourself で「自分の世話をしてください」「自分を大事にしてください」という意味で，転じて「お大事に」になります。

Exercise

1．次の日本語を英語にしなさい。
(1) 錠剤
(2) カプセル
(3) 粉薬
(4) 風邪薬
(5) 胃腸薬
(6) 軟膏
(7) 薬草
(8) 漢方薬
(9) 目薬
(10) 鎮痛剤

2．次の日本語を英文にしなさい。
(1) この薬をお湯と一緒に飲んでください。

(2) この薬を食後に飲んでください。

(3) お大事に。

(4) この錠剤は頭痛に効きます。

(5) 風邪に効く薬をください。

3．次の日本語を英語で表わしなさい。
(1) 1日3回
(2) 毎食後

(3) 水と一緒に
(4) 昔は「薬」という意味で使われ，現在では「麻薬」という意味で使われる単語。

◀休み時間▶

　ちょっと臭い話ですが，医療では重要なオシッコとウンチについてまとめましょう。

(1) stool（ストゥール）　　便
(2) urine（ユァリン）　　尿
※動詞は urinate（排尿する），名詞は urination（排尿）です。
(3) bowel movement　　便通
※ bowels は「腸」，loose bowel は「下痢」です。

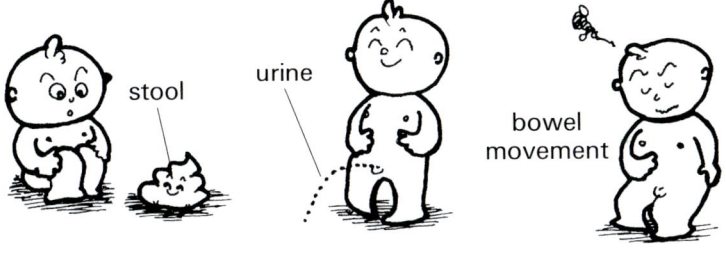

3時限目

まずは単語から始めよう
からだ編

　人体の名前を覚えるのは基本中の基本です。また，人体の名前は病名や薬の名前によく使われています。人体は図で視覚的にも覚えておく必要があります。
　まず，首から上を確認しましょう。

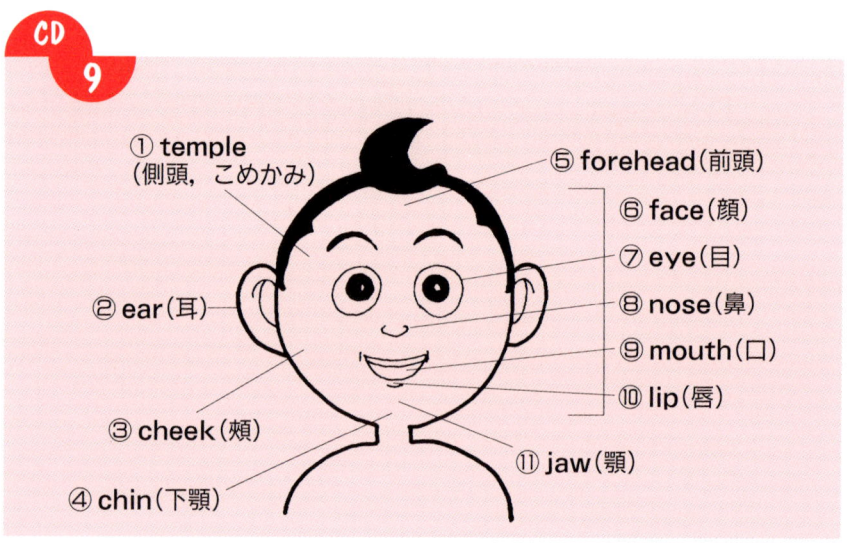

ポイント❗

① temple には「寺」という意味もあります。
⑤ forehead には "fore" + "head" と考えます。fore は「～の前」を示し，head は「頭」を示します。頭の前部なので「額」を表現します。
⑨ mouth「口」は，発音が mouse「ネズミ」や month「月」と似ているので気をつけましょう。
⑩ 関連語で lipstick があります。stick は「棒」を示します。lipstick で唇の棒，つまり「口紅」になります。

次は上半身についてです。

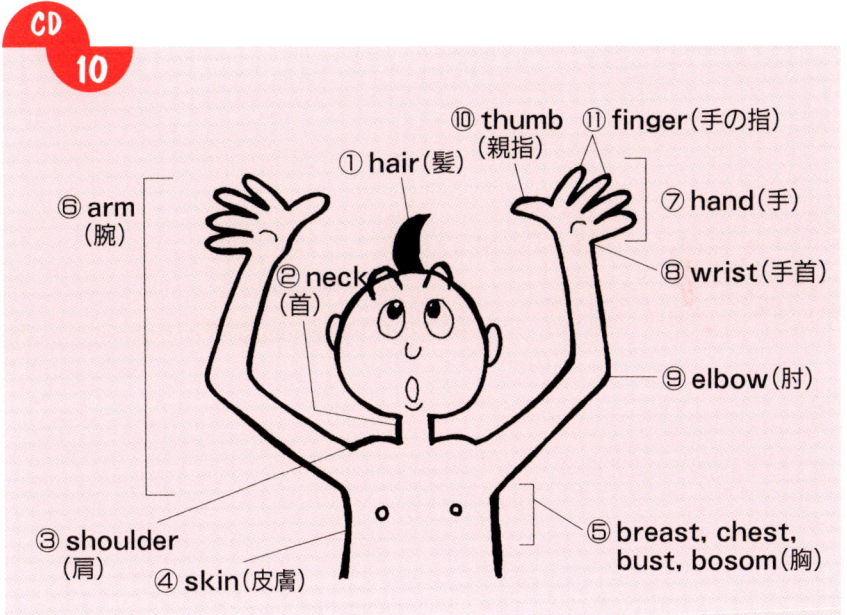

ポイント❗

③　ショゥルダーと発音します。日本語では，ショルダーバッグと言い，「ウ」を発音しません。

④　skin はスキンクリームのように日本語でも使われています。

⑤　胸を表現する単語は 4 つ（breast, chest, bust, bosom）もあります。chest は肋骨に囲まれた胸部全体（肺や心臓のある所）を指します。breast は乳房や衣服の胸の部分で，bust は女性の胸部や衣服の寸法に使われます。bosom は古い言い方で，心情など比喩的に用いられます。たとえば，bosom friend は「竹馬の友」です。また，乳首は nipple です。

⑥　arm に y をつけると（army），「軍隊」「陸軍」になります。腕は力の象徴であり，力を結集したものが軍隊というわけです。

⑦　hand には「手渡す」という動詞もあります。

⑧　wrist の w は発音しません。日本語でも，「あのバッターはリストが強い」などといいますね。発音の似ている list は，「リスト」「名簿」という意味です。

⑩　サムと発音します。thumb には興味深い表現があります。green thumb は「植木いじりの好きな人」で，指が緑色になるくらい植木をいじっているということでしょう。all thumbs は，「不器用な人」。十本の指がすべて親指だとしたら，誰でも不器用になってしまいますね。

からだ編　17

下半身について紹介しましょう。

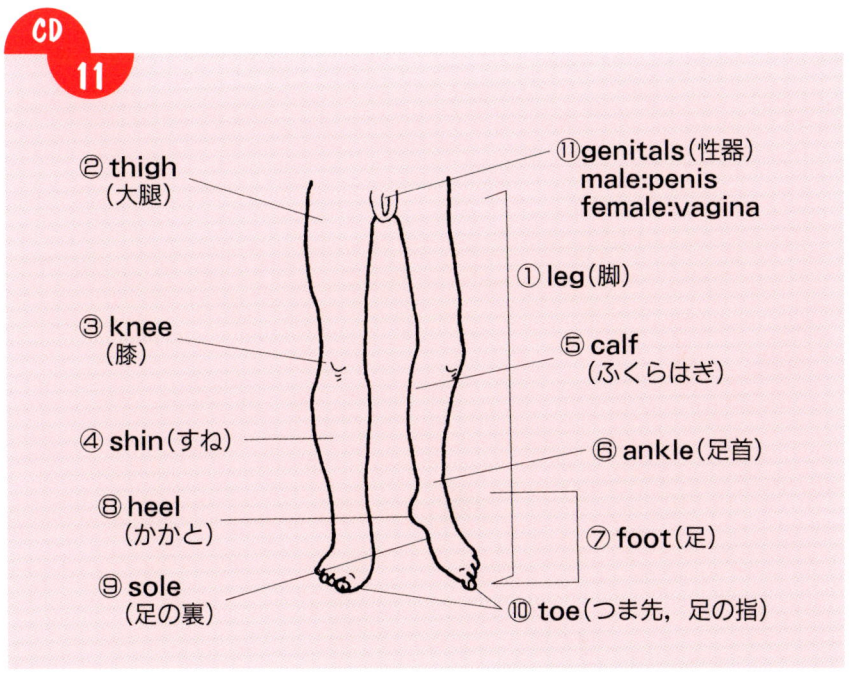

発音
② サイ　　　　　③ ニー（クネーなんて発音しないように！）
⑤ カーフ　　　　⑥ アンクル
⑪ ヴァジャイナ

ポイント
① leg と foot はきちんと識別しましょう。なお，foot の複数形は feet です。
⑤ 「子牛」という意味もあります。calf bone で腓骨。
⑥ ankle の a はアとエの間で発音します。uncle（叔父さん）はアに近い

発音です。
⑧ 日本語でもハイヒールという和製英語がありますが，ハイヒールを示す正しい英語は，high heeled shoes です。なお，同じ発音の heal「癒す」は重要な医療単語で，ヒーリング療法といわれるものがあります。
⑨ sole には「唯一の」という意味もあります。soul も同じ発音ですが，この単語は「魂」という意味です。

次は体の内部に進みましょう。まず，首から上の内部をみましょう。

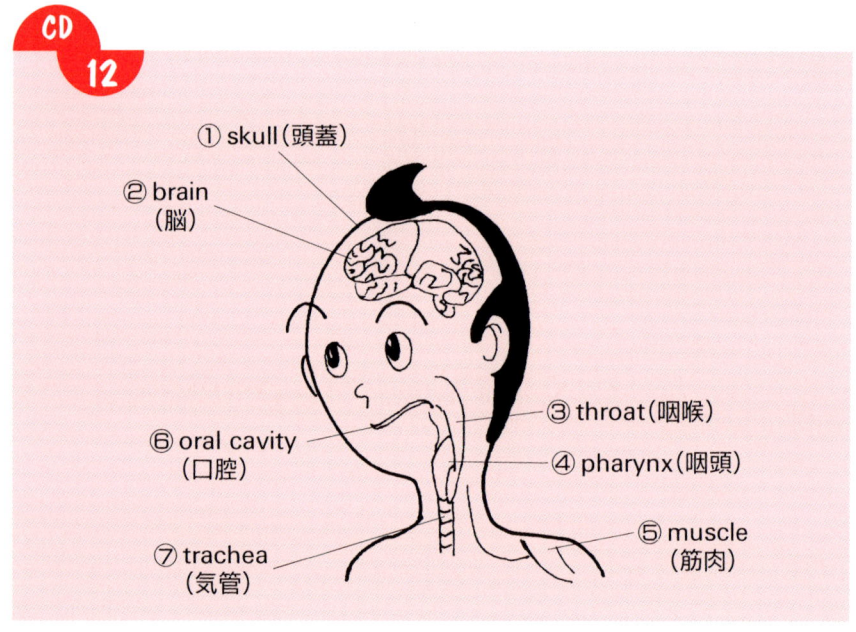

発音
① スカル　　　② ブレイン
③ スロート　　④ ファリンクス
⑤ マッスル　　⑥ オーラル　キャビティー

⑦ トゥレイキア

ポイント❢
② 「鈴木教授は橋本総理大臣のブレインだ」と言う場合，「有能な人（右腕）」という意味になります。

次は胴体の中をのぞいてみましょう。

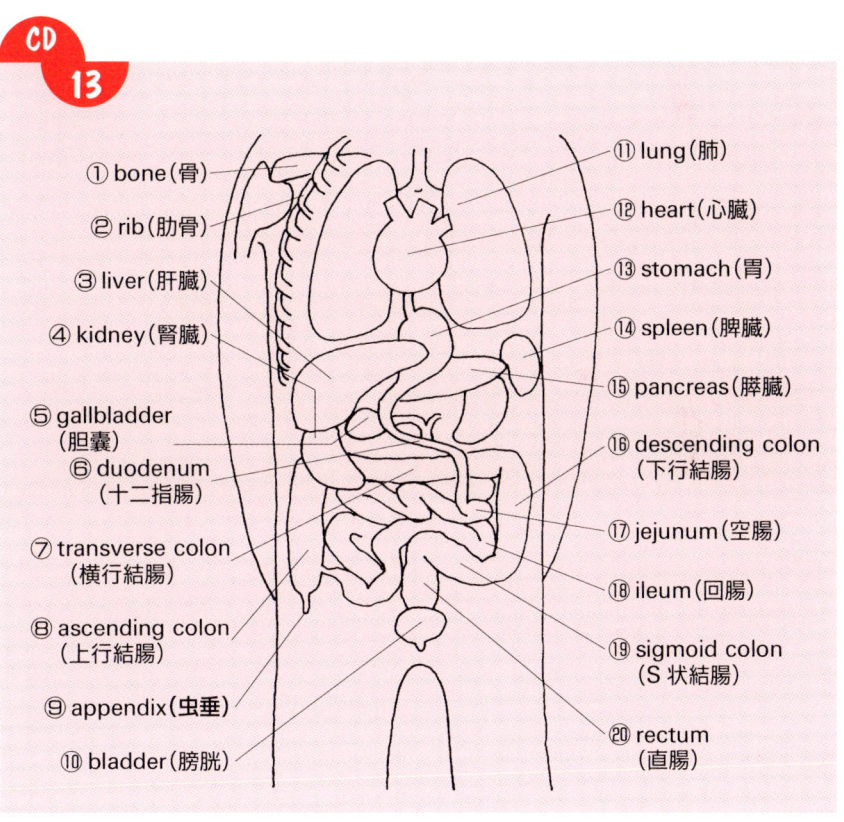

発音

④ キドゥニー
⑤ ゴールブラダー
⑥ デュオディナム
⑦ トゥランスヴァース　コウロン
⑧ アセンディング　コウロン
⑨ アペンディックス
⑩ ブラダー
⑪ ラング
⑬ ストマック
⑭ スプリーン
⑮ パンクリアス
⑯ ディセンディング　コウロン
⑰ ジュジーナム
⑱ イリアム
⑲ シグモイドゥ　コウロン
⑳ レクタム

ポイント

② スペアリブのリブです。

③ レバニラ炒めのレバーですが、リヴァーと発音します。river（川）と発音が似ています。

④ 腎結石は kidney stone。また、renal はラテン語形容詞です。腎系は renal system。肝臓と腎臓は重要な臓器ですね。それで、この2つの内臓の最初の文字を取って、"肝腎"という言葉が生まれました。「英語学習には繰り返しが肝腎です」。

⑥ duode- は十二を表わす接頭辞です。ストレスが原因でなってしまうのが、"duodenal ulcer"十二指腸潰瘍です。

⑦ colon は英語の記号のコロンと言う意味もあります。医学用語では「結腸」です。

⑧⑯⑲ はセットで覚えましょう。⑧ ascend は「上がる」という意味ですから、「上行結腸」になります。⑯ descend は「下がる」という意味ですから、「下行結腸」になります。⑲ sigmoid は「S状」という意味なので、「S状結腸」になります。

⑨ 盲腸は大腸に付属する突起で、この単語は「付属しているもの」という意味で使われることもあります。

⑩ bladder は，もともと「袋状のもの」を表します。膀胱は袋状なので，bladder になったのです。胆囊も袋状なので gallbladder と言われています。

⑫ ハートは「心」「心臓」を表します。時には「胸」を表すこともあります。heart attack は「心臓発作」，heartburn は「胸焼け」です。

⑬ stomachache で「腹痛（胃痛）」です。

⑭ 解剖学用語では，lien と言います。spleen には〝癇癪（かんしゃく）〟という意味もあります。

Exercise

1．次の日本語を英語にしなさい。

(1) 口
(2) 額
(3) 手首
(4) 親指
(5) 脳
(6) 膝
(7) 足
(8) 脚
(9) 筋肉
(10) 肘

2．日本語にしなさい。

(1) brain
(2) oral cavity
(3) trachea
(4) bone
(5) rib
(6) liver
(7) kidney
(8) gallbladder
(9) appendix
(10) rectum
(11) stomach
(12) pancreas
(13) duodenum
(14) ascending colon
(15) sigmoid colon

３．次の文章を英語に直しなさい。
(1) 私は胸焼けがします。

(2) 私は歯が痛い。

(3) 彼女はひどい腹痛です。

◀休み時間▶

　foot は「足」ですが，長さの単位フットの意味もあります。みなさんも 35 フィート（＝35 feet）などと日本で使っているのを耳にすることがあるでしょう。foot の複数形は feet なので，皆さんの耳には feet という形で入ってきますね。

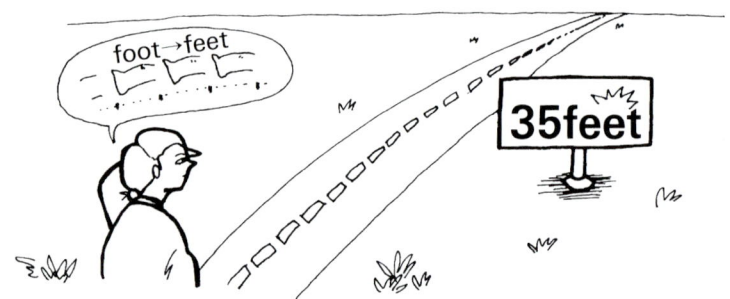

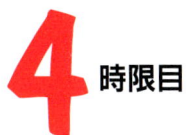時限目

まずは単語から始めよう
病気編

　皆さんが，いわば敵として戦うのが病気ですね。退治する病気を分類し，明確にすることが必要です。まず，病気そのものを示す一般的な表現から示しましょう。

　高等学校までに学ぶ「病気」に関する単語は次の2つです。

CD 14

1) ill　　病気の　形容詞
　　　　The food made me feel a little ill.
　　　　（私はその食べ物で少し具合いが悪くなった。）
2) sick　病気の　形容詞
　　　　My father has been sick for a week.
　　　　（父は，1週間ずっと病気です。）

ポイント❗

1) ill には「悪い」という意味が含まれています。たとえば，ill-natured「意地悪な」，ill health「不健康」です。

2）sick は，もともと「胸がムカムカする」という意味です。
　　Since I have a sick child, I can't go out.
　　（病気の子供がいるので，外出できません）
　　このように，sick は人間の前に置き，「病気の〜」と表現できますが，ill は，人間の前に置いて病人を表現することはできません。

　次は「病気」という単語(名詞)を勉強しましょう。

CD 15

1）illness
　　She recovered from the illness.
　　（彼女はその病気から回復しました。）
2）sickness
　　I suffered from a severe sickness when I was a student.
　　（学生の時，重病にかかりました。）
3）disease
　　She has a family disease.
　　（彼女には遺伝性疾患があります。）

ポイント❗

1）2）それぞれ形容詞に -ness をつけたものです。
3）disease は，"dis" + "ease" です。dis は「反対」を示し，ease は「安楽」を表しますので，安楽の反対は病気となります。
　このほか，trouble という単語も，heart trouble「心臓病」といった形で病気を表わすために使われることがあります。

病気編　25

以上の単語を使った病名を並べてみましょう。

CD 16

1）motion sickness　　　乗物酔
2）morning sickness　　つわり
3）falling sickness　　　てんかん
4）hereditary disease　　遺伝性疾患
5）contagious disease　（接触）伝染性疾患

ポイント！

3）医療専門用語では，epilepsy と言います。
4）＝genetic disease，inherited disease，family disease
5）＝communicable disease　分泌物や排出物に直接触れることで感染する病気のことです。一般に感染症は，infectious disease となります。

次に,「病気になる」という表現を考えましょう。

CD 17

1) get ill, become ill, fall ill
   My son became ill.
   (私の息子は病気になりました。)
2) be taken ill
   I was taken ill after working all night.
   (私は徹夜の後,病気になりました。)
3) suffer from～
   My wife suffered from morning sickness when she was pregnant.
   (妻は妊娠中,つわりにかかりました。)
4) catch ～
   I caught a cold the day before yesterday.
   (私は一昨日,風邪をひきました。)

ポイント❗

1) ill のかわりに sick でも全く同じです。fall「落ちる」をつけて fall ill にすると,文字通り「病気に(落ちてしまった)なってしまった」という感じになります。
2) 受け身なので,「病気につかまってしまった」という感じです。
3) suffer は重要単語で,「病にかかる」「被害を受ける」「罰を受ける」のような時に使われます。一般に悪いものを受ける・被る時に使います。
4) catch は「捕まえる」ですから,文字通り「病気を捕まえてしまう」という感じです。catch a cold「風邪をひく」は重要表現です。

次は「病気から回復する」という表現を学びましょう。

CD 18

1) recover from〜
   My sister recovered from the sickness.
   (妹は病気から回復しました。)
2) get well from〜
   I finally got well from my stomachache.
   (私はようやく腹痛から回復しました。)

ポイント

1) recover は「回復する」という意味の動詞です。治療して治すのが cure,「健康を取り戻す」という意味では，restore を使います。

具体的な病名に入っていきましょう。まず,「風邪は万病の因」と言われる風邪から勉強します。

CD 19

1) cold　　　　　　風邪
2) (the) sniffles　　鼻風邪

ポイント

2) スニッフルズと発音します。口語です。通常は「鼻をすする」という動詞として使われます。

The little girl sniffled again and again.
（その小さな少女は何度も鼻をすすりました。）

風邪の症状には，くしゃみ sneeze，鼻水 runny nose，咳 cough，喉の痛み sore throat があります。

風邪に関連する単語を紹介しましょう。

1)	allergic rhinitis	アレルギー性鼻炎
2)	tonsillitis	扁桃腺炎
3)	asthma	喘息
4)	pneumonia	肺炎
5)	flu	インフルエンザ
6)	mumps	おたふく風邪
7)	measles	はしか
8)	bronchitis	気管支炎
9)	angina	狭心症
10)	chicken pox	水ぼうそう

発音

1）アラージック　ライナイティス
2）トンシライティス
3）アズマ　　　　　4）ニュモーニア
5）フルー　　　　　6）マンプス
7）ミーズルズ　　　8）ブロンカイティス
9）アンジャイナ　　10）チッキン　ポックス

ポイント❗

5) flu は influenza の略です。grippe という語もあります。
7) measles には，次のことわざが有名です。Love is measles.（恋ははしかのようなもの）恋に落ちると燃え上がりますが，熱が冷めるとケロッとしてしまうということでしょう。また，German measles は風疹です。
9) 狭心症は angina pectoris が正式名です。angina は痙攣性または窒息性の痛みを意味します。

　　上の単語を使って，いくつか例文を掲げましょう。

　　My sister often gets allergic rhinitis when spring comes.
　　（妹は，春が来ると時々アレルギー性鼻炎になります。）
　　I have asthma.
　　（私は喘息があります。）

次は腹痛に関する単語を紹介しましょう。

CD 21

1) stomachache　　　胃痛
2) diarrhea　　　　　下痢
3) appendicitis　　　盲腸炎
4) stomach ulcer　　 胃かいよう

発音

1) ストマケイク　　　　　2) ダイアリーア
3) アペンディサイティス　4) ストマック　アルサー

ポイント❗

1）腹痛は通常，abdominal pain となります。
2）便秘は constipation です。
4）gastric ulcer とも言います。胃に関する単語を挙げると，胃炎は gastritis，腹膜炎は peritonitis，胃けいれんは stomach cramps です。また，I feel nauseous. で「胃がむかむかする」，I have upset stomach. で「吐き気を伴って胃が痛む」という意味になります。

上の単語を使って，例文を紹介しましょう。

① I have a terrible stomachache.
　　（ひどく胃が痛みます。）
② I had appendicitis when I was 9 years old.
　　（私は9歳の時に虫垂炎になりました。）

精神的な疾患の単語を紹介しましょう。

CD 22

1）	neurosis	ノイローゼ
2）	anxiety neurosis	不安神経症
3）	insomnia	不眠症
4）	schizophrenia	統合失調症
5）	anorexia nervosa	神経性食欲不振症

発音📣

1）ニュローシス　　2）アングザイエティ　ニュローシス
3）インソムニア　　4）スキッツォフレーニア
5）アノレキシア　ナーヴォウザ

ポイント❗

4）精神疾患の中で一番多いものです。
5）いわゆる eating disorder「摂食障害」のことです。anorexia は「食欲不振」という意味です。

上の単語を使って，例文を勉強しましょう。

① She is suffering from a neurosis.
　　（彼女はノイローゼです。）
② I am suffering from insomnia these days.
　　（最近，よく眠れません。）

次は，その他の病気やけがの表現です。

1）	contagious disease	伝染病
2）	heat stroke (heatstroke)	熱射病
3）	leukemia	白血病
4）	burn	火傷
5）	bruise	打撲傷
6）	malnutrition	栄養失調
7）	tetanus	破傷風

発音

1）コンテージャス　ディズィーズ　　2）ヒートゥ　ストローク
3）リュキーミア　　4）バーン
5）ブルーズ　　6）マルニュートリッション
7）テタナス

ポイント

2）stroke は一般的に「一撃」「打撃」という意味です。医学用語としては，「発作」「（脳）卒中」という意味があります。

5）栄養失調は病気というより身体の状態です。mal- は「悪い」という意味の接頭語で，nutrition は「栄養」という意味です。

主訴に関する単語を紹介しましょう。

CD 24

1）heartburn　　　胸焼け
2）edema　　　　むくみ
3）hot flush　　　のぼせ
4）convulsions　　ひきつけ

発音

1）ハートバーン　　　　2）イディーマ
3）ホット　フラッシュ　4）カンヴァルションズ

ポイント

1）heart に発音が似ている単語に hurt があります。この単語は最重要医療単語で，「傷つける」「傷」「痛む」などの意味があります。burn も重要単語で，「燃える」「燃やす」「火傷」「火傷する」の意味があります。

3）flush は元来「ほとばしる」という意味です。ほかに「赤く染まる」という意味もあります。

病気編　33

生活習慣病や慢性疾患の単語を紹介しましょう。ちなみに，6）と7）は高齢者にみられる疾患です。

CD 25

1）diabetes　　　　　　　糖尿病
2）obesity　　　　　　　　肥満症
3）stroke　　　　　　　　脳卒中
4）hypertension　　　　　高血圧症
5）cirrhosis of the liver　肝硬変
6）cataract　　　　　　　白内障
7）Parkinson's disease　　パーキンソン病

発音

1）ダイアビーティーズ　　2）オビーシティ
3）ストローク　　　　　　4）ハイパーテンション
5）シローシス　オブ　ザ　リバー
6）キャタラクトゥ　　　　7）パーキンソンズ　ディズィーズ

Exercise

1．次の日本語を英語にしなさい
(1) 胸焼け
(2) 腹痛
(3) 熱射病
(4) 風邪
(5) 火傷

(6) 喘息
(7) 打撲傷
(8) 鼻風邪
(9) のぼせ
(10) 乗物酔
(11) インフルエンザ
(12) はしか

2．日本語にしなさい
(1) family disease
(2) diabetes
(3) pneumonia
(4) bronchitis
(5) neurosis
(6) tonsillitis
(7) chicken pox
(8) diarrhea
(9) leukemia
(10) appendicitis
(11) edema
(12) insomnia

◀休み時間▶

　また，ちょっと臭い話ですが，トイレについてまとめておきましょう。
　海外では日本ほどトイレが街の中に設置されていません。デパートなどでトイレの場所を聞くといいでしょう。

(1) bathroom　　洗面所
(2) toilet　　　　トイレ（やや便器というニュアンス）
(3) lavatory　　 トイレ
(4) rest room　 トイレ（直訳すると「休む場所」になります。一番よく使われる単語です。）

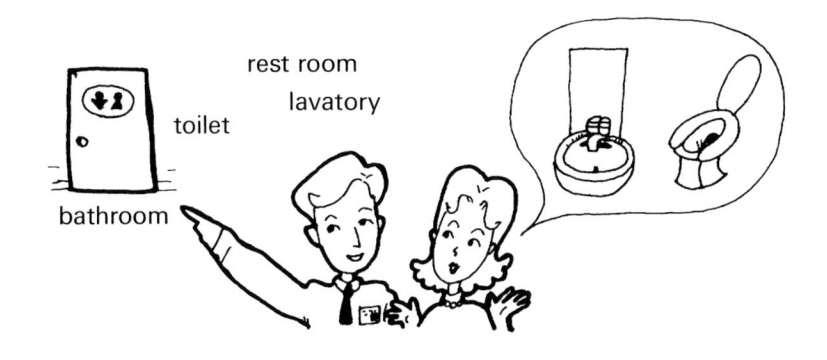

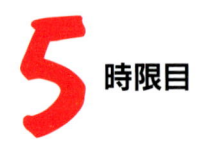

5時限目

基本会話表現
あいさつ

　患者さんとの対話といっても，基本的には人間対人間の会話です。したがって，一般的な基本会話表現をまず押さえることが必要です。
　看護師が病棟で初めて患者さんに出会うところを想定してみましょう。

CD 26

看護師	Hello. How do you do ? I'm Nurse Tanaka. （はじめまして，私があなたの看護師の田中です。）
患者	Hello.（こんにちは。）
看護師	Are you feeling better ?（具合はよくなりましたか。）
患者	Yes, a little bit.（はい，少し。）
看護師	Do you have a fever ?（熱はありますか。）
患者	No, I don't think so.（いいえ，ないと思います。）
看護師	Well, please have a seat and your doctor will be with you shortly. （では，座ってください。すぐに担当医が来ます。）

あいさつ　37

看護師	Hello. How do you do ? I'm Nurse Yamada. （こんにちは。はじめまして。私はナースの山田です。）
患者	Hi, I'm Hiroko Takahashi.（私は高橋ひろ子です。）
看護師	How are you feeling today ?（今日の気分はいかがですか。）
患者	Not so bad.（まずまずです。）
看護師	If you have any trouble, please call me. （何かありましたら，呼んでくださいね。） I will come back to see you in an hour. （1時間経ったらまた見に来ますね。）
患者	Thank you.（どうもありがとう。）

ポイント

　CD 26 の 3 つめ（看護師の台詞），Are you feeling better ? は現在進行形です。それに対する患者の台詞にある bit は「小片」という意味で，a little bit で「ほんの少し」となります。

　CD 26 の最後のフレーズにある be with you は come でも同じ意味になります。

　CD 27 の 5 つめ（看護師の台詞），If you have any trouble, 〜. の any は，条件節の中の強調の any です。

患者さんに対する一般的な応答を紹介しましょう。

CD 28

1) All right.（わかりました。）
2) I think so.（そうだと思います。）
3) I don't think so.（そうだとは思いません。）
4) That's right.（そのとおりです。）
5) Is that so ?（そうですか。）
6) I'm sorry I couldn't hear you.
　（ごめんなさい，聞こえませんでした。）
7) I'm sorry I couldn't understand you.
　（ごめんなさい，わかりませんでした。）
8) I beg your pardon.（もう一度言って下さい。）
9) Would you speak more slowly ?
　（もう少しゆっくりしゃべって下さい。）
10) Is everything all right ?（何か問題はありますか。）
11) Could you understand me ?
　（私の言ったことを理解できましたか。）
12) Do you have any questions ?（何か質問はありますか。）

Exercise

1．次の文章を日本語に直しなさい。
(1) How is your wife today ?

(2) How are you feeling this evening?

(3) I beg your pardon.

(4) Would you speak more slowly?

(5) What do you mean?

(6) May I have your name?

(7) I'll come to see you again this evening.

(8) I'm afraid so.

(9) I hope so.

(10) I don't think so.

2．次の文章を英語に直しなさい。
(1) はじめまして。

(2) ご機嫌いかがですか。

(3) ぐっすりお休み下さい。

(4) どういたしまして。

(5) どうしたのですか。

◀休み時間▶

　最近，春先になると必ず花粉症が話題になりますね。「花粉」は英語でpollenです。花粉症（花粉アレルギー）は allergic to pollen となります。pollinosis や seasonal hay fever という名詞や名詞句も花粉症を表します。また，hay fever は「枯草熱」を意味します。

　では，実際に英語でどのように「花粉症です」というのでしょうか。例文をあげましょう。

　My son is allergic to pollen.（息子は花粉症です。）

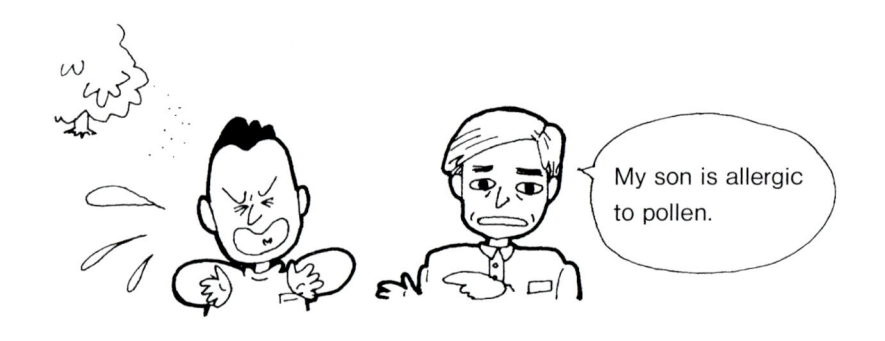

6時限目

患者さんとの会話

　基本会話表現をマスターしたら，応用表現に入りましょう。あくまでも人間と人間との会話だということを考えながらマスターして下さい。
　まず，アセスメントは，患者さんに様々な質問することから始まります。その質問のしかたを紹介しましょう。

CD 29

1) May I have your name ?（お名前を教えてください。）
2) May I have your phone number ?（電話番号を教えてください。）
3) May I have your present address ?（現住所を教えてください。）
4) May I have your nationality ?（国籍を教えてください。）
5) May I ask some questions ?
　　（いくつか質問してもよろしいでしょうか。）
6) May I have your date of birth ?（誕生日を教えてください。）

ポイント

1) May I have〜？のパターンは人にものを尋ねるときの最重要基本表現です。What's your name？と言うより丁寧な言い方です。また，May I ask your name？という言い方もあります。
3) present address は，まさに今いる住所で，患者さんがアメリカからきた旅行者で日本のホテルに滞在しているなら，そのホテルが present address になります。これに対して，患者さんが普段住んでいるいわゆる住所は permanent address です。
4) 最近，旅行者や留学生など様々な国の人が数多く日本に滞在していることを考えると，相手の国籍を聞く必要もあります。質問する前に5）のように前置きしておくと患者さんも答えやすいでしょう。

次は，患者さんの生活歴を尋ねる言い方です。

CD 30

1) Have you ever had a serious illness before?
（以前に大きな病気をしたことがありますか。）
2) Have you ever had any operations?
（以前に手術をしたことがありますか。）
3) Do you smoke?（煙草を吸いますか。）
4) How many cigarettes do you smoke in a day?
（1日どれくらい煙草を吸いますか。）
5) Do you drink?（お酒は飲みますか。）
6) Are you pregnant?（妊娠していますか。）
7) Where are you living now?（現在どこに住んでいますか。）

ポイント❗

1）と2）は現在完了で，経験をあらわしています。

では，具体的な対話を示しましょう。

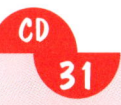

CD 31

1）看護師　How old were you when you had the operation？
　　　　　（手術をしたのは何歳の時ですか。）
2）患者　　Twelve years old.（12歳のときです。）

3）看護師　Where are you from？（どちらから来ましたか。）
4）患者　　I'm from Yokohama.（横浜からです。）

5）看護師　Do you eat three times a day？
　　　　　（1日3回食べていますか。）
6）患者　　Yes, I do.（はい。）
7）看護師　How is your appetite？（食欲はどうですか。）
8）患者　　I have no appetite./I don't feel like eating.
　　　　　（食欲がありません。）

9）看護師　How many hours do you sleep in a day？
　　　　　（1日何時間くらい睡眠をとりますか。）
10）患者　　About 7 hours a day.（7時間くらいです。）
11）看護師　What time do you go to bed？（普段何時に寝ますか。）
12）患者　　I usually go to bed at eleven.（たいてい11時に寝ます。）

ポイント❗

3）＝Where do you come from ?
5）の three times は，回数表現です。once＝1回，twice＝2回，three times＝3回

アレルギーについての質問は重要ですね。

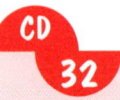

CD 32

1）Are you allergic to anything ?（何かアレルギーはありますか。）
2）Are you allergic to any food(s) ?
   （食べ物に対するアレルギーはありますか。）
3）Are you allergic to any medication ?
   （薬に対するアレルギーはありますか。）
4）Do you take any medication regularly ?
   ＝Do you have a regular dose ?（常用薬はありますか。）

Exercise

1．次の文章を日本語に直しなさい。

(1) Are you allergic to any foods ?

(2) Have you had any serious illness before ?

(3) How do you spell your last name ?

(4) May I ask a few questions ?

(5) Have you had mumps ?

(6) Have you ever been hospitalized before ?

(7) How long did you stay in the hospital ?

(8) What allergies do you have ?

 2．次の文章を英語に直しなさい。
(1) 名前を教えていただけますか。

(2) 煙草を吸いますか。

(3) 1日に何時間寝ますか。

(4) あなたの趣味を聞かせていただけますか。

(5) 食べ物は何がお好きですか。

◀休み時間▶

　皆さんは看護・医療を学ぶ学生ですが，やはり海外へ行って英語を話してみたいというのが大きな夢でしょう。そこで1つポイントとなる会話を紹介してみましょう。

　Could I have a cup of coffee？（コーヒーを1杯頂けますか？）

　海外ではほとんど外食するわけです。レストランで注文するときはCould I have～？のパターンが一般的です。

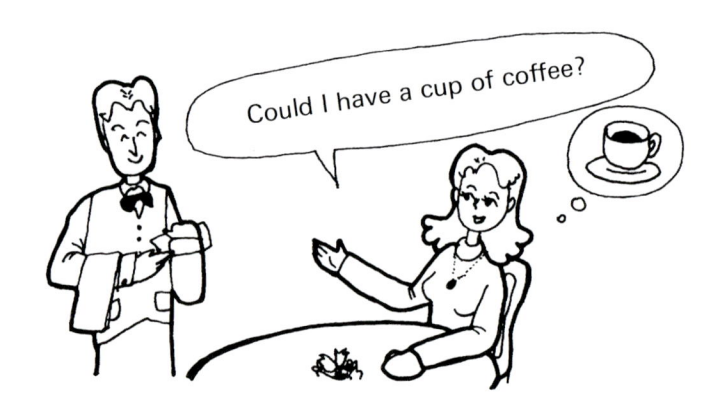

7時限目

症状をたずねる

　患者さんの症状をたずねることは看護師・医師の基本ですね。なるべく具体的に聞きだす必要があります。

　患者さんは明解に症状を教えてくれるとは限りません。わからないところは繰り返し聞いたり，質問の形を変えたりしながら，全体的に把握する必要があります。

　また，症状をたずねる表現は，逆に言うと，患者が症状を訴える表現の質問文であることが多いと思います。8時限目や9時限目の基礎として，きちんと理解してください。

1) Do you have an appetite ?（食欲はありますか。）
2) Do you have a fever ?（熱はありますか。）
3) Do you have a stomachache ?（胃が痛いのですか。）
4) Does your son have asthma ?（あなたの息子さんは喘息ですか。）
5) Does your daughter have heartburn ?
　　（娘さんは胸焼けがするのですか。）
6) Did you have diarrhea ?（下痢しましたか。）

ポイント

　まず，症状をたずねる基本表現として，Do you have〜？のパターンを覚えることが重要です。〜のところに症状や病名を入れればできます。簡単ですね。

1) Do you have a sore throat ?（喉は痛みますか）
2) Did you have a headache ?（頭が痛いのですか）
3) Do you have nausea ?（気分が悪いのですか）
4) Do you have pain ?（どこか痛みますか）

症状をたずねる　49

　次は，Do you feel～？のパターンです。Do you have～？に次いでよく使われる重要表現です。

CD 34

1）Do you feel dizzy？（めまいがしますか。）
2）Do you feel chilly？（寒けがしますか。）
3）Do you feel feverish？（熱っぽいですか。）
4）Do you feel tired？（疲れていますか。）
5）Do you feel nauseous？（吐き気がしますか。）

　次は，痛みに関する表現です。

CD 35

1）Where is the pain？（どこが痛むのですか。）
2）Would you describe the pain？（どのような痛みですか。）
3）What kind of pain is it？（どのような痛みですか。）
4）It is a dull pain.（鈍い痛みです。）
5）It is a constant pain.（絶え間ない痛みです。）
6）It is a sharp pain.（鋭い痛みです。）
7）It is a throbbing pain.（ズキズキ痛みます。）
8）It is an acute pain.（急性の痛みです。）
9）It is a chronic pain.（慢性的な痛みです。）

ポイント❗

2）describe は「描写する」という動詞です。

4）以下は患者さんが答える内容ですが，これは疑問文にすると，そのまま看護師がたずねる質問になります。たとえば，Is it a dull pain？「鈍い痛みですか」にすれば，まさに看護師の質問になります。

8）9）acute「急性の」「鋭い」と chronic「慢性の」の区別は重要です。また，痛みにはいろいろな表現のしかたがあります。覚えておくと患者の症状がよくわかるでしょう。

　痛みの程度：slight(わずかな)，unpleasant(不快な)，mild(軽い)，intense/severe(強い)，terrible(ひどい)，intolerable(耐えがたい)。

　時間的な表現：periodic(周期的な)，intermittent/occasional(時々起こる)，persistent/constant(持続的な)。

　状態的な表現：tenderness(押さえると痛むこと)，pressure(圧痛，圧迫感)。

ここで，「痛み」を表す英単語をまとめておきます。

CD 36

1）pain	痛み	
2）ache	痛み／痛む・うずく	
3）hurt	痛む・傷つける／傷・けが	

ポイント❗

2）My hand aches.（私の手が痛む）という形で動詞として使います。

関連する単語として，「けが」(傷)について紹介しましょう。

1) injury　　事故などのけが，傷
2) wound　　武器などのけが，凶器などによる傷，けが
3) hurt　　　事故などのけが，傷
4) cut　　　　切り傷
5) scrape　　擦り傷
6) bruise　　打撲傷

ポイント

用例は以下のとおりです。

1) He was seriously injured in the accident.
   （彼は事故で大けがをしました。）
2) He was wounded in the fight.（彼はけんかでけがをしました。）
3) Did you hurt yourself?（けがはありませんでしたか。）

症状をたずねる表現を紹介しましょう。

CD 38

1）When did the pain begin ?（いつ痛みが始まりましたか。）
2）How long have you had the pain ?
　（痛みはどのくらい続いていますか。）
3）Since when ?（いつからですか。）
4）Can you sleep well ?（よく眠れますか。）
5）Are you coughing ?（咳が出ますか。）
6）What kind of pain is it ?（どんな痛みですか。）

ポイント❗

2）現在完了で，期間の長さを訊いています。
3）便利な表現です。

症状をたずねると，患者からは次のような答えが予想されます。

CD 39

1）It began the day before yesterday.
　（おとといから始まりました。）
2）Since last month.（先月から始まりました。）
3）Since last Monday.（先週の月曜日からです。）

症状をたずねる　53

その他の症状をたずねる重要表現をまとめておきます。

CD 40

1) Does it happen very often ?（しばしば起こるのですか。）
2) Do you make it a rule to brush your teeth after eating ?
   （毎食後歯を磨く習慣にしていますか。）
3) Have you been in a hospital before ?
   （以前入院したことがありますか。）
4) Are you having any difficulty sleeping ?
   （眠りづらいことがありますか。）
5) Are you having regular, normal bowel movements ?
   （毎日正常な便通がありますか。）
6) Have you noticed any other changes ?
   （他に何か気付いたことありますか。）

Exercise

次の文章を日本語に直しなさい。

(1) How long have you had the pain ?

(2) When was your last period ?

(3) When did your cold begin ?

(4) What is your trouble ?

(5) Do you expectorate or spit up anything when you cough?

(6) Do you have a tendency to bleed easily?

(7) Do you eat a lot of fruit or vegetables?

(8) Do you have an acute pain when you move your leg?

(9) What are your son's symptoms?

(10) Is this the first time to have it?

(11) Do you have a fever?

(12) Does it hurt when I touch here?

(13) How much do you weigh?

(14) How old is your baby?

(15) What is the matter with your baby?

◀休み時間▶

　ここで，「血液」に関連する単語を紹介しましょう。

(1) blood　血液　　　　　　　　(2) blood type　血液型
(3) bleed　出血する　　　　　　(4) bleeding　出血
(5) high blood pressure　高血圧　(6) low blood pressure　低血圧
(7) blood transfusion　輸血

症状をたずねる　55

＊ blood はブラッドゥと発音します。
　bleed はブリードゥと発音します。
＊ My blood type is A.（私の血液型はA型です。）

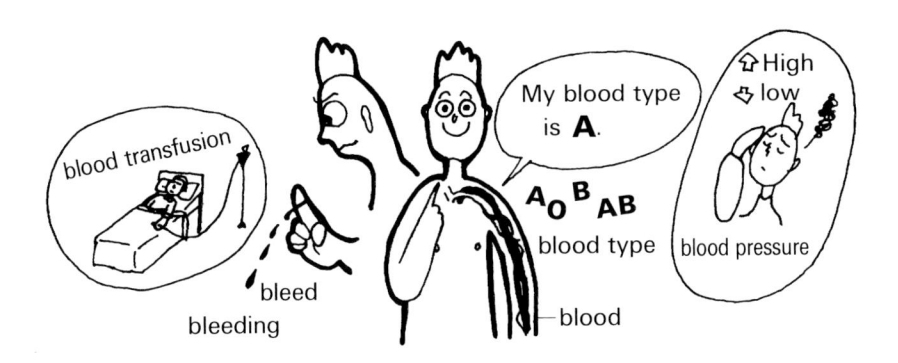

8時限目

症状を訴える

　この時限では，患者さんの訴えに耳を傾ける練習をします。会話は一方通行では成り立ちません。むしろ，会話では「話す」ことより，「聞く」ことの方がずっと重要なのです。患者さんの訴えにじっと耳を傾け，患者さんの言いたいことをしっかり把握することが重要です。

　患者さんが症状を訴える場合に一番よく使われるのは，I have～パターンです。その次に使われるのが，I feel～パターンです。7限目でDo you have～？とDo you feel～？形で学習しましたから，簡単ですね。

CD 41

1) I have a backache.（背中が痛いです。）
2) I have a splitting headache.（割れるように頭が痛いです。）
3) I have a constant stomachache.（ずっと胃が痛みます。）
4) I have a slight fever.（微熱があります。）
5) I have a sore throat.（喉が痛みます。）
6) I have lower back pain.（腰痛があります。）
7) I have a stiff shoulder.（肩が凝っています。）

ポイント❗

1)～3) I have ～ache. の基本パターンです。
1) 背中は back です。
2) split は「割れる」です。ボウリングで「スプリット(左右のピンが残って割れた状態)」というのがありますね。
4) slight は「わずかな」という意味です。
5) stiff は「固い」という形容詞ですから，stiff＋shoulder で「固い肩」になります。直訳すると「私は固い肩をもっている」になります。

CD 42

1) I have diarrhea.（下痢をしています。）
2) I have a cough.（咳が出ます。）
3) I have a bloody nose.（鼻血が出ます。）
4) I have swollen tonsils.（扁桃腺がはれています。）
5) I have a poor appetite.（食欲があまりありません。）

ポイント❗

4) swollen は，swell「腫れる」の過去分詞です。swell swelled swollen と活用します。
5) poor には「貧しい」という意味のほかに「弱い」という意味もあります。

次は，I feel〜. のパターンです。

CD 43

1) I feel chilly.（寒けがします。）
2) I feel lethargic.（体がだるいのです。）
3) I feel sick.（気分が悪いのです。）
4) I don't feel good (well).（気分が良くありません。）
5) I feel like vomiting.（吐き気がします。）
6) My nipples are sore.（乳首に痛みを感じます。）
7) I feel that I still have to go to the bathroom but I can't.
   （残尿感があります。）
8) I feel nauseous.（吐き気がします。）
9) I feel a slight pain in my mouth.（口の中に少し痛みを感じます。）

ポイント

5) と 8) は同じ意味の表現です。
6) sore は「触れると痛い，ヒリヒリする」という意味で，ただれやはれものの痛みに使われます。
7) I have the feeling that something still remains in the bladder. という言い方もあります。残尿は医学用語では residual urine といいます。

1) I am allergic to pollen.（花粉アレルギーです。）
2) I think I sprained my ankle.
（足首をねん挫してしまったのではないかと思います。）
3) I feel a small lump on my back.
（背中に小さなしこりを感じます。）
4) I sometimes have muscle spasms in my calf during the night.
（時々，夜，ふくらはぎにこむら返りが起きます。）
5) I have a rash on my back and it is itchy all the time.
（背中に発疹ができて，四六時中かゆいのです。）
6) I'm short of breath when I climb stairs.
（階段を登ると息切れします。）
7) My knee hurts when I bend it.（曲げると膝が痛みます。）
8) My chest hurts when I cough.（咳をすると胸が痛みます。）
9) My throat hurts when I swallow.（飲み込む時喉が痛みます。）
10) It hurts when I push here.（ここを押すと痛みます。）
11) I have a stuffy nose.（鼻が詰まります。）

ポイント

3) lump は「かたまり」という単語です。a lump of sugar で「角砂糖1個」です。
5) 動詞 itch は「かゆみを起こす，むずむずする」という意味です。
9) swallow には「ツバメ」という意味もあります。ヤクルトスワローズという野球チームがありますね。
11) stuff が「材料」「飲食物」という意味で，stuffy は「通りが悪い」という形容詞です。

Exercise

1．次の文章を日本語に直しなさい。

(1) My eyes feel sandy.

(2) I have a terrible headache.

(3) My face becomes flushed.

(4) My eyes are watery.

(5) I have a ringing in my ears.

(6) My nose is stopped up.

(7) I have a stuffy nose.

(8) Which side ?

(9) I have lost weight recently.

(10) I have a slight fever.

(11) I took my temperature, and it was 37.5℃.

(12) I have a running nose.

(13) Have you ever been overworking yourself and staying up late at night ?

(14) How much does your baby weigh ?

(15) I feel chilly.

(16) There is a deficiency of Vitamin B2.

2．次の文章を英語に直しなさい。
(1)　私は熱があります。

(2) 風邪を引きました。

(3) 下痢をしています。

(4) あまり食欲がありません。

(5) よく眠れません。

(6) 喘息です。

◀休み時間▶

　海外旅行をしたとき皆さんの一番の楽しみはショッピングですね。お店に入っていくと May I help you？（いらっしゃいませ）と言われます。そして，どんどん品物を見せられたり，話しかけられたりすると，ゆっくりウィンドウショッピングができませんね。そのような時は，I am just looking.（ちょっと見てるだけです）と言いましょう。

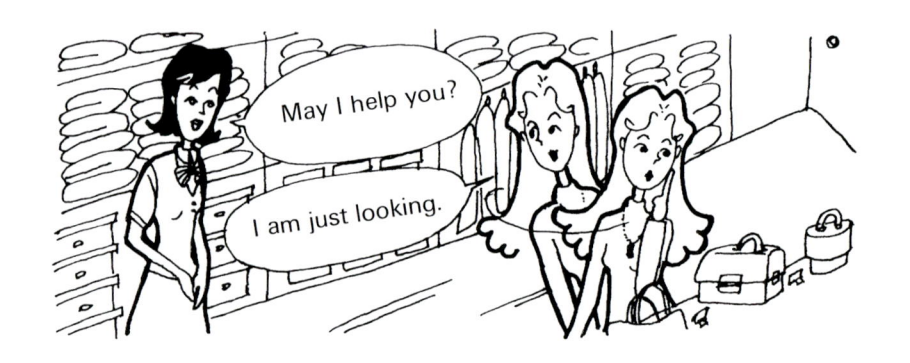

9時限目

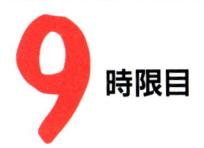

首から上の病気

　首から上の病気について学んでいきましょう。耳，鼻，口，歯，目などの病気です。まず，ウォーミングアップに口の中をのぞいてみましょう。

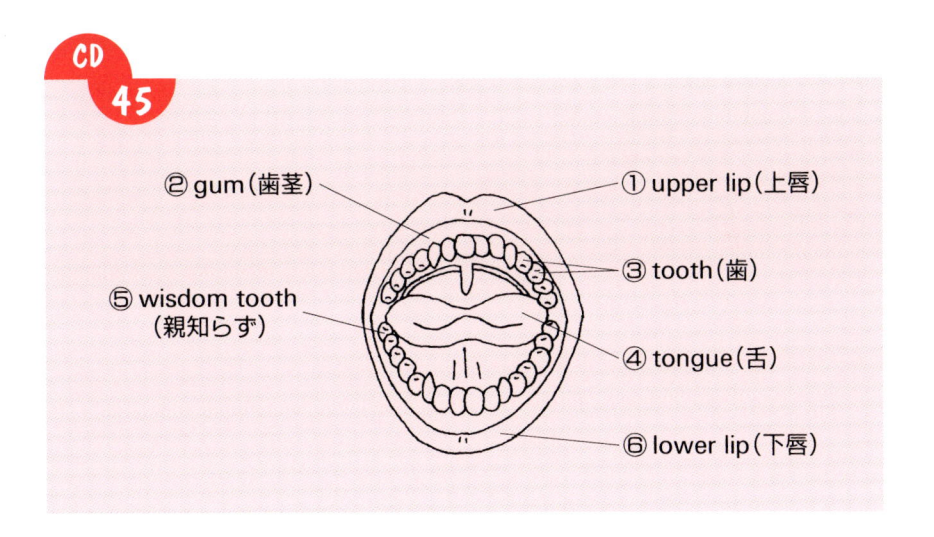

CD 45

- ② gum（歯茎）
- ① upper lip（上唇）
- ③ tooth（歯）
- ⑤ wisdom tooth（親知らず）
- ④ tongue（舌）
- ⑥ lower lip（下唇）

①と⑥はセットで覚えます。upper は「より上の」，lower は「より下の」です。それぞれ up，low の比較級ですね。
②　gum は意外な重要単語です。歯茎，ゴム，チューインガム（本当は

チューインゴムですが)の3つの意味があります。
④　tongue には「言語」という意味もあります。mother tongue で「母語」です。
⑤　wisdom は「知恵」という意味です。wise「賢い」(形容詞)の名詞形ですね。tooth の複数形はもちろん teeth です。

次は目の中を探検します。

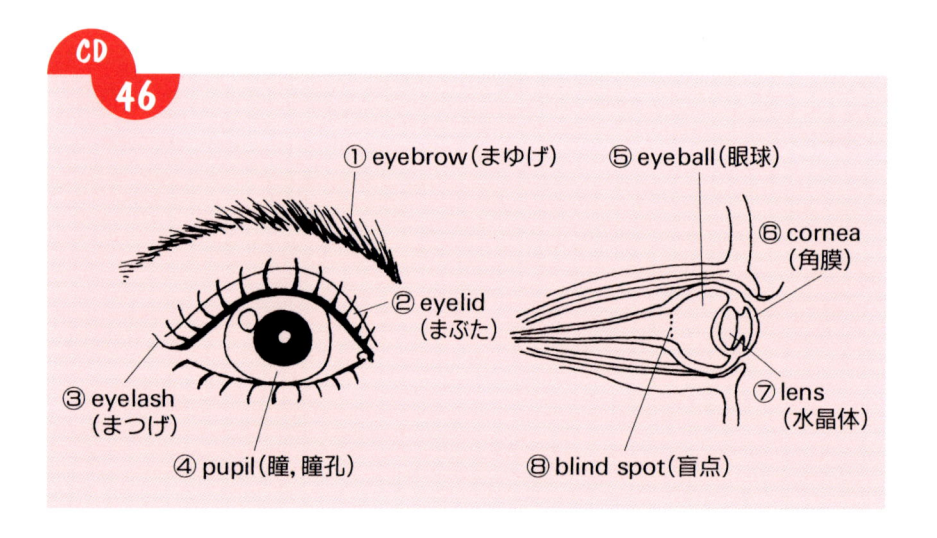

CD 46

①eyebrow(まゆげ)　⑤eyeball(眼球)
②eyelid(まぶた)　⑥cornea(角膜)
③eyelash(まつげ)　⑦lens(水晶体)
④pupil(瞳, 瞳孔)　⑧blind spot(盲点)

①　アイブラウと発音します。
②　lid だけなら「ふた」です。目のフタ→目フタ→目ブタ→まぶた，となります。
④　pupil には「生徒」という意味もあります。
⑧　spot は「点」という意味です。スポットライトのスポットですね。

それでは英文に移りましょう。まず「歯」から始めましょう。

CD 47

1) When do you have pain? （いつ痛みますか。）
2) It hurts when I drink something cold.
   （冷たいものを飲むと痛みます。）
3) I will give you a first-aid treatment.
   （応急処置だけしておきます。）
4) One of my fillings has fallen out.
   （詰めてあったものが取れたらしいのです。）
5) My gums are bleeding. （歯ぐきが出血しています。）
6) Do you brush your teeth every morning and every night?
   （朝晩きちんと歯を磨いていますか。）
7) It could be caused by diabetes or vitamin deficiency. Do you have any of these troubles?
   （糖尿病やビタミン不足ということも考えられますが，心当たりはありますか。）
8) It would be better to pull it out. （抜いたほうがよさそうですね。）

ポイント❗

3) 応急処置は first-aid treatment または emergency treatment と言います。救急箱のことは first-aid kit です（p 74 参照）。
6) brush も基本単語で「磨く」「ブラシ」です。
7) vitamin は，ヴィタミンもしくはヴァイタミンと発音します。

次は「目」です。

CD 48

1) I am becoming farsighted.（私は遠視になってきました。）
2) I am nearsighted.（私は近視です。）
3) Do you wear glasses or contact lenses?
   （眼鏡かコンタクトレンズをしていますか。）
4) Farsightedness, nearsightedness and astigmatism are three major eye troubles.
   （遠視と近視と乱視は目の3大トラブルです。）
5) My eyes feel itchy.（目がかゆいです。）
6) My eyes are constantly watery.（絶え間なく涙が出ます。）

ポイント

1) farsighted の far は「遠い」, sight は「視力」「風景」という意味です。
2) nearsighted の near は「近い」という意味です。
3) glasses は大切な単語です。「ガラス」「グラス」「メガネ」などの意味があります。メガネにはレンズが2つあるため複数形になります。
6) water は「水」を表すほか, 「水分がでる」という意味や「(草花に)水をやる」という動詞があります。

次は「鼻」です。

CD 49

1）I feel pain when I blow my nose.（鼻をかむと痛みを感じます。）
2）I have chronic rhinitis.（私は慢性鼻炎です。）
3）Do you have allergic rhinitis？
　（あなたはアレルギー性鼻炎ですか。）

ポイント❗

1）の blow は「吹く」「打つ」「一撃」などの意味をもつ重要単語です。

喉についても少し英文を載せましょう。

CD 50

1）You have stomatitis.（あなたには口内炎がみられます。）
2）I have a sore throat.（喉が痛みます。）
3）You should gargle when you get home.
　（帰宅したらうがいすべきです。）

Exercise

1．日本語にしなさい。

(1) crown
(2) enamel

(3) dental

(4) gums

(5) milk teeth

(6) wisdom tooth

(7) permanent teeth

(8) cavity

(9) inflammation of gums＝pyorrhea

(10) false teeth＝denture

(11) brush

(12) dental floss

(13) bridge

(14) filling

2．次の文章を日本語に直しなさい。

(1) Is he a dentist?

(2) I will examine your teeth.

(3) It hurts when I bite.

(4) My tooth is loose.

(5) My bridge is broken.

(6) I frequently have a nosebleed.

3．次の文章を英語に直しなさい。

(1) 私は歯が痛いのです。

(2) 口を開けてください。

(3) 咳をしてください。

(4) 息を深く吸ってください。

◀休み時間▶

医療行為に注射はつきものです。注射は shot，あるいは injection です。ペニシリン注射なら penicillin shot です。「注射を打ちます」は，I will give you a shot. です。

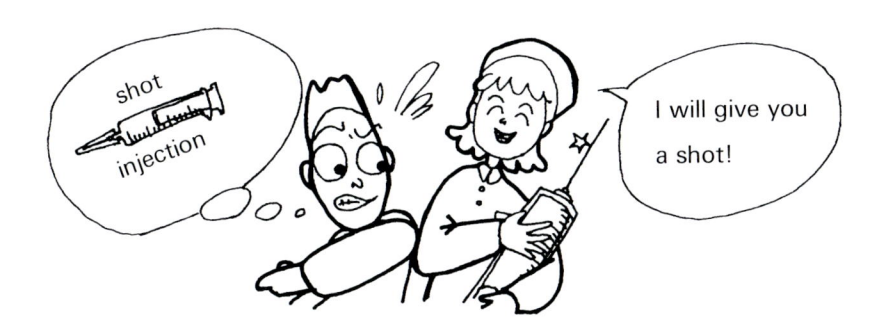

10時限目

けがや火傷に関する表現

　この時限ではけがや火傷に関する表現を学びます。言わば外傷ですね。それでは火傷に関する表現から入りましょう。火傷は burn という単語で表現します。すでに説明したようにこの burn という単語はもともと「燃やす」「燃える」という意味です。火傷は皮膚が燃えてしまった状態なので，burn という単語が火傷にも使われるのです。

CD 51

1) I burned my hand in the fire.
　（私はたき火で手を火傷してしまいました。）
2) Let's examine your burnt finger.
　（あなたの火傷した指を診察しましょう。）
3) You should put ointment on the burn.
　（火傷に軟膏をぬるべきです。）
4) Do you have blisters？（水ぶくれがありますか。）
5) It has just become red.（赤くなっただけです。）

けがや火傷に関する表現　71

ポイント❣

1) burn は動詞として使われています。
2) burnt は過去分詞で「火傷した」という意味で使われています。
3) burn は名詞で「火傷」という意味を表します。

　それでは，けがの表現に入りましょう。

CD 52

1) I sprained my ankle.（私は足首をねん挫しました。）
2) I cut my finger with a knife.（私はナイフで指を切りました。）
3) I broke my right hand.（私は右手の骨を折りました。）
4) I fractured my left leg while I was playing baseball.
　（私は野球をしている時左足の骨を折りました。）
5) I sterilized the cut.（私は傷口を消毒した。）
6) I wrapped it with a bandage.（私は包帯を巻きました。）
7) I rinsed the cut with water.（私は傷口を水で洗いました。）

ポイント❣

2) with は手段の with です。
3) と 4) は骨折の表現です。「骨折」そのものを示す名詞は fracture です。
6) wrap は，日本の商品名サラン・ラップのラップです。
7) rinse は「すすぐ」が本来の意味です。シャンプー，リンスのリンスですね。

1）The wound is inflamed./The wound is swollen.
（傷口が炎症を起こしています。）
2）The wound has pus.（傷口がうんでいます。）
3）There may be internal bleeding.（内出血があるはずです。）
4）My back itches.（背中がかゆいです。）

ポイント

inflammation は「炎症」です。似た単語をまとめましょう。
・inflammation　炎症
・infection 感染
・injection 注射，浣腸

そのほかの表現を紹介しましょう。

1）I have frostbite on my hands.（手にしもやけがあります。）
2）I have a rash on my face.（顔に湿疹が出来ました。）
3）I have pimples on my face.（顔にニキビがあります。）
4）I have hives.（じんましんがあります。）

ポイント

1）frostbite は面白い単語です。frost は霜，bite は嚙むです。霜が嚙むような感じが霜焼けだというわけです。

rash は「湿疹」, rush は「突進する」です。
4）hive なら「蜂の巣」です。

Exercise

１．次の文章を日本語に直しなさい。
(1) I cut my hand with the knife.

(2) What is the pain like ?

(3) Is it a sharp pain or a dull pain ?

(4) When I cough, my back hurts.

(5) I have pain in the joints.

(6) I dislocated my right arm joint.

(7) I can't bend my left arm.

(8) I have a sore foot.

２．次の文章を英語に直しなさい。
(1) 私は右腕の骨を折りました。

(2) 私は右手の小指をナイフで切りました。

(3) 歯が痛みます。

74　はじめての看護英語

(4) 指に炎症があります。

(5) 絆創膏をいただけますか。

(6) 私は左手を火傷しました。

(7) 水ぶくれがありますか。

◀休み時間▶

　救急箱（first-aid kit/emergency）にあるものの英単語を紹介しましょう。
- iodine tincture　ヨードチンキ
- hydrogen peroxide　オキシドール（過酸化水素３％水溶液）
- cotton ball　綿
- rubbing alcohol　消毒用アルコール　・antiseptic　消毒薬
- gauze pad　ガーゼ
- adhesive tape　ばんそうこう　・bandage　包帯
- thermometer　体温計

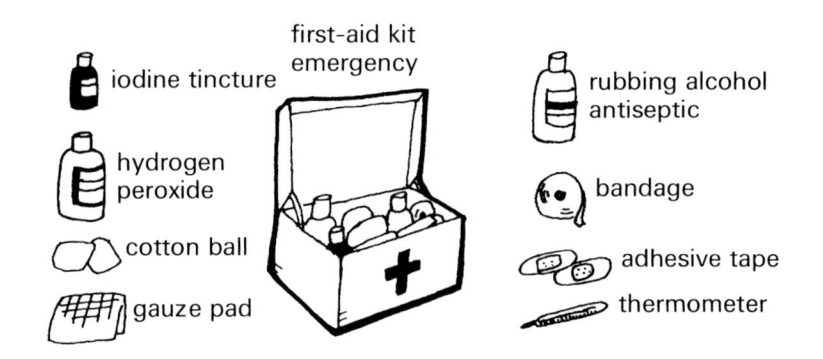

ステップアップコーナー

　ここでは，今までの授業で取り上げることのできなかった重要表現や，やや高度な表現を学びます。

　演習問題として使えるように問題形式になっています。先生の指示に従いながら自主的かつ意欲的に取り組んでください。

　医学および看護に関する英単語に特に気をつけて学習してください。

Exercise

1．次の文章を日本語に直しなさい。

(1) His father died of lung cancer.

(2) He has a stomach cancer.

(3) Breast cancer is curable.

＊がんはさまざまところに現れます。
　　lung cancer「肺がん」stomach cancer「胃がん」breast cancer「乳がん」また，血液のがんは leukemia「白血病」です。

(4) Would you fill in this questionnaire?

(5) Did you have a normal delivery?

(6) Roll up your sleeve.

(7) Lie down on the bed.

(8) Some pregnant women have discharge.

(9) I had morning sickness early in the pregnancy.

(10) My labor started two hours ago.

(11) Smoking is a cause of cancer.

(12) The nurse has checked the chart.

(13) You should make it a rule to brush your teeth three times a day.

(14) You should consult a doctor immediately.

(15) The patient needs a crown for his decayed tooth.

(16) The baby has a birth defect.

(17) Would you tell me your regular dose ?

(18) There are big differences between female hormones and male hormones.

(19) I had a fever and fatigue.

(20) The cut will heal soon.

(21) Terminal care is given at a hospice.

(22) The lady is in labor now.

(23) The nurse took his pulse and temperature.

(24) Soybeans are a good source of protein.

(25) My nomal temperature is 36.6°C.

＊ temperature は「温度」「体温」という意味があります。「温度計」「体温計」は thermometer になります。

(26) Are you thirsty or hungry ?

(27) We use the polio vaccine.

(28) Virus brings about infections.

(29) Adrenal has an important cortex.

(30) He opposed induced abortion.

(31) Calcium is very important to strengthen bones.

(32) Neuron is the basic unit of structure and function of the nervous system.

(33) Avoid alcohol（薬の注意書き）

(34) Children under 12 years of age, 1/2 caplet.（薬の注意書き）

(35) Do not exceed 4 doses in 24 hours.（薬の注意書き）

2．（　）の中に適切な語を入れなさい。
(1) I think my (　　　　) is getting worse.
　　私の近視は以前にもまして悪化しているようです。
(2) I wonder if I have (　　　　).
　　私は乱視があるようです。
(3) My (　　　　) aren't right for me anymore.
　　もうこのメガネは私の目に合いません。
(4) I have a (　　　　) from my eyes.
　　目やにが出てきます。
(5) I (　　　　) hear well.
　　よく聞こえません。
(6) I have high (　　　　) pressure.
　　私は高血圧です。
(7) Can I (　　　　) a bath ?
　　お風呂に入ってもいいですか。
(8) (　　　　) I eat anything I like to ?
　　何か好きなものを食べても構いませんか。
(9) When did the symptoms (　　　　) ?
　　その症状はいつ現れましたか。
(10) There is (　　　　) wrong with my ear drum.
　　鼓膜の調子がおかしいのです。

⑾ They have special (　　　) in that sanatorium.
サナトリウムでは特別の治療を行っています。

⑿ He has a (　　　) ache.
彼は筋肉痛です。

⒀ My father (　　　) of heart failure.
私の父は心臓疾患で死にました。

⒁ I will take your (　　　) plus blood pressure.
体温と血圧をはかりましょう。

⒂ I don't want to eat (　　　).
もう何も食べたくありません。

⒃ You should have blood (　　　).
血液検査を受けるべきです。

⒄ Will you call an (　　　) immediately?
すぐに救急車を呼んでください。

⒅ The baby got (　　　) (　　　).
その赤ちゃんはおねしょをした。

⒆ I (　　　) my lunch.
私は昼食を吐いてしまいました。

⒇ Your son should be (　　　) soon.
息子さんはすぐ入院させるべきです。

(21) (　　　) deeply.
深く息を吸ってください。

(22) The (　　　) needed intravenous fluids.
その患者は点滴が必要だった。

(23) I am going to give you (　　　) (　　　).
ベッドバスをしましょう。

(24) Your temperature is 37℃ and your (　　　) (　　　) is 75.
あなたの体温は37度で心拍数は75です。

(25) Do you have (　　　　)?
便秘ですか。

3．次の文章を英語に直しなさい
(1) 出血はいつから始まりましたか。

(2) 早く家に帰ったほうがいいですよ。

(3) あなたは疲れているように見えます。

(4) のどが痛い。

(5) どうぞお大事に。

(6) 彼女は今病気で寝ています。

(7) この薬は1日3回飲んでください。

(8) 熱がありますか。

(9) 食欲がありますか。

(10) 私の父の血液型はBです。

◀休み時間▶

　入院時のアプリケーションなどに個人の様々なデータを記入します。その中で，Sing. M. W. D. Sep. の5つの略号が Marital status の欄のところにあります。

　Sing. は Single の略で「独身」を表し，M. は Married で「既婚」を示し，W. は Widow (er) で「未亡人，男やもめ（配偶者に先立たれた人）」を表現し，D は divorce で「離婚した人」を，Sep. は Separate で「別居している人」を意味します。Marital status とは「結婚状態」ということです。

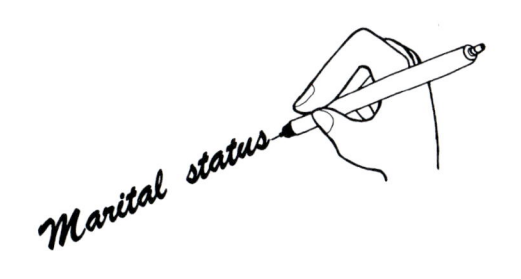

解答

1 時限目

1
(1) 看護師　(2) 師長　(3) 外科医　(4) 開業医　(5) 専門医
(6) 小児科医　(7) 精神科医　(8) 内科医　(9) 耳鼻咽喉科医
(10) 心臓病専門医

2
(1) I am a nurse.
(2) Are you an internist or a surgeon?
(3) The student will become an obstetrician next year.
(4) I want to become a nurse in the future.

3
(1) doctor　(2) specialist　(3) general practitioner　(4) family doctor
(5) internist　(6) surgeon　(7) nurse　(8) head nurse　(9) dentist
(10) ear

2 時限目

1
(1) tablet　(2) capsule　(3) powder　(4) cold medicine
(5) stomach medicine　(6) ointment　(7) herb　(8) Chinese medicine
(9) eye drops　(10) pain killer

2
(1) Please take this medicine with hot water.
(2) Please take this medicine after meals.
(3) Please take care of yourself.
(4) This tablet is good for headache.
(5) May I have a medicine for cold?

3
(1) three times a day　(2) after meals　(3) with water　(4) drug

3時限目

1
(1) mouth　　(2) forehead　　(3) wrist　　(4) thumb　　(5) brain
(6) knee　　(7) foot　　(8) leg　　(9) muscle　　(10) elbow

2
(1) 脳　　(2) 口腔　　(3) 気管　　(4) 骨　　(5) 肋骨　　(6) 肝臓　　(7) 腎臓
(8) 胆嚢　　(9) 盲腸　　(10) 直腸　　(11) 胃　　(12) 膵臓　　(13) 十二指腸
(14) 上行結腸　　(15) S状結腸

3
(1) I have heartburn.
(2) I have a toothache.
(3) She has a terrible stomachache

4時限目

1
(1) heartburn　　(2) stomachache　　(3) heat stroke　　(4) cold　　(5) burn
(6) asthma　　(7) bruise　　(8) sniffle　　(9) hot flush　　(10) motion sickness
(11) flu　　(12) measles

2
(1) 遺伝病　　(2) 糖尿病　　(3) 肺炎　　(4) 気管支炎　　(5) ノイローゼ
(6) 扁桃腺炎　　(7) 水疱瘡　　(8) 下痢　　(9) 白血病　　(10) 盲腸
(11) むくみ　　(12) 不眠症

5時限目

1
(1) 奥さんは今日ご機嫌いかがですか。
(2) 今晩はご機嫌いかがですか。
(3) もう一度お願いします。
(4) もう少しゆっくり話していただけますか。
(5) どういう意味ですか。
(6) お名前を聞かせていただけますか。
(7) 今日の夕方また来ます。
(8) そうではないかと心配しています。
(9) そうだといいのですが。
(10) そうは思いません。

2
(1) How do you do?
(2) How are you?
(3) Please have a nice sleep.
(4) You are welcome.
(5) What is the matter with you?

6時限目
1
(1) 何か食べ物にアレルギーがありますか。
(2) 以前重病にかかったことがありますか。
(3) 姓はどのように綴るのですか。
(4) いくつか質問させてください。
(5) おたふく風邪にかかったことがありますか。
(6) 以前入院したことがありますか。
(7) どのくらい入院していましたか。
(8) 何のアレルギーがあるのですか。
2
(1) May I have your name?
(2) Do you smoke?
(3) How many hours do you sleep in a day?
(4) May I have your hobbies?
(5) What are your favorite foods?

7時限目
1
(1) どのくらい痛みが続いてますか。
(2) 前回の生理はいつでしたか。
(3) 風邪はいつ始まりましたか。
(4) どうしたのですか。
(5) 咳をして痰が出ますか。
(6) すぐ出血しやすい方ですか。
(7) たくさん果物や野菜を食べていますか。
(8) 足を動かすと強い痛みを感じますか。
(9) 息子さんはどんな徴候ですか。
(10) それがあったのは初めてですか。
(11) 熱がありますか。

⑿ ここを触ると痛いですか。
⒀ 体重はどのくらいですか。
⒁ 赤ちゃんはいくつですか。
⒂ あなたの赤ちゃんはどうしたのですか。

8 時限目
1
(1) 目がごろごろします。
(2) 頭がひどく痛みます。
(3) 顔がほてります。
(4) 涙が出ます。
(5) 耳鳴りがします。
(6) 鼻が詰まります。
(7) 鼻が詰まります。
(8) どちらの側ですか。
(9) 最近やせました。
⑽ 微熱があります。
⑾ 熱をはかったら 37.5°C ありました。
⑿ 鼻水が出ます。
⒀ 働きすぎや徹夜が続いていますか。
⒁ あなたの赤ちゃんの体重はどのくらいですか。
⒂ 寒けがします。
⒃ ビタミン B_2 が不足しています。
2
(1) I have a fever.
(2) I have caught a cold.
(3) I have diarrhea.
(4) I have a poor appetite.
(5) I can't sleep well.
(6) I have asthma.

9 時限目
1
(1) 歯冠　(2) 象牙質　(3) 歯の　(4) 歯ぐき　(5) 乳歯　(6) 親知らず
(7) 永久歯　(8) 虫歯　(9) 歯肉炎　⑽ 義歯　⑾ ブラシ，磨く
⑿ 歯間用糸　⒀ ブリッジ　⒁ 詰め物

2
(1) 彼は歯医者ですか。
(2) 歯を検査しましょう。
(3) 噛むと痛みます。
(4) 歯がぐらぐらしています。
(5) ブリッジが壊れています。
(6) たびたび鼻血が出ます。
3
(1) I have a toothache.
(2) Open your mouth.
(3) Cough, please.
(4) Inhale deeply.

10 時限目
1
(1) ナイフで手を切りました。
(2) どんな痛みですか。
(3) 鋭い痛みですか，それとも鈍い痛みですか。
(4) 咳をすると背中が痛みます。
(5) 関節が痛みます。
(6) 右腕の関節を脱きゅうしました。
(7) 左手を曲げられません。
(8) 足が痛みます。
2
(1) I broke my right arm.
(2) I cut my right little finger with the knife.
(3) I have toothache.
(4) My finger has inflammation.
(5) Would you give me some adhesive tapes?
(6) I burnt my left hand.
(7) Do you have blisters?

ステップアップコーナー
1
(1) 彼の父は肺がんで亡くなりました。
(2) 彼は胃がんです。
(3) 乳がんは治癒できます。

(4) この質問書に記入してください。
(5) 正常分娩でしたか。
(6) 袖をまくってください。
(7) ベッドに横たわってください。
(8) 分泌物の出る女性もいます。
(9) 妊娠初期につわりがありました。
(10) 2時間前に分娩が始まりました。
(11) 喫煙はがんの原因です。
(12) その看護師はカルテをチェックした。
(13) 食後3回歯を磨くことを習慣づけてください。
(14) すぐに医者に診てもらうべきです。
(15) その患者は虫歯に歯冠が必要です。
(16) その赤ちゃんは先天的な障害があります。
(17) あなたの常備薬を教えていただけますか。
(18) 女性ホルモンと男性ホルモンの間には大きな違いがあります。
(19) 熱があって疲れています。
(20) その傷はすぐ治るでしょう。
(21) ターミナルケアがホスピスで実施されます。
(22) その女性はいま分娩中です。
(23) その看護師は彼の脈と体温を計った。
(24) 大豆はよい蛋白源です。
(25) 私の平熱は36.6°Cです。
(26) 喉が渇いていますか，それとも空腹ですか。
(27) ポリオワクチンを使います。
(28) ウイルスは感染を引き起こします。
(29) 副腎には重要な皮質がある。
(30) 彼は人工妊娠中絶に反対した。
(31) カルシウムは骨を強化するために大変重要です。
(32) ニューロンは神経系統の構造と機能の基礎的な単位です。
(33) アルコールを避けてください。
(34) 12歳以下の子供は1/2カプセル。
(35) 24時間以内に4錠以上摂取しないでください。

2
(1) nearsightedness (2) astigmatism (3) glasses (4) discharge
(5) can't (6) blood (7) take (8) May (9) appear
(10) something (11) therapy (12) muscular (13) died
(14) temperature (15) anymore (16) test (17) ambulance

(18) bed wetting　　(19) vomited　　(20) hospitalized
(21) Inhale　　(22) patient　　(23) bed bath　　(24) pulse rate
(25) constipation

3
(1) When did the bleeding begin ?
(2) You should go home soon.
(3) You look tired.
(4) I have a sore throat.
(5) Please take care of yourself.
(6) She is now ill in bed.
(7) Please take this medicine three times a day.
(8) Do you have a fever ?
(9) Do you have an appetite ?
(10) My father's blood type is B.

単語集・索引

A

abdominal pain　腹痛　　　　　30
[æbdáminl péin]
ache　痛み，痛む　　　　　　50
[éik]
acute　急性の　　　　　　49, 50
[əkjú:t]
adhesive tape　ばんそうこう　74
[ædhí:siv tèip]
all thumbs　不器用な人　　　16
[ɔ:l θʌmz]
allergic　アレルギー性の 40, 44, 59
[ələ́rdʒik]
allergic rhinitis
[ələ́rdʒik raináitəs]
　　　　　アレルギー性鼻炎 28, 67
allergy　アレルギー　　　　　45
[ǽlərdʒi:]
angina　扁桃炎，狭心症　　　28
[ændʒáinə]
ankle　足首　　　　　17, 59, 71
[ǽŋkl]
anorexia nervosa
[ænəréksiə nərvóusə]
　　　　　　　神経性食欲不振症　30
anti-pyretics　解熱剤　　　　　7
[ǽntai-pairétiks]
antibiotic　抗生物質　　　　　7
[ǽnti-baiɑtik]
antiseptic　消毒薬　　　　　74
[ǽntəséptik]

anxiety neurosis　不安神経症　30
[æŋzáiəti: njuəróusis]
appendicitis　盲腸炎　　　　　29
[əpèndəsáitis]
appendix　盲腸　　　　　　　19
[əpéndiks]
appetite　食欲　　　　43, 48, 57
[ǽpətait]
arm　腕　　　　　　　　　　15
[a:rm]
ascending colon　上行結腸　　19
[əséndiŋ kóulən]
aspirin　アスピリン　　　　　8
[ǽspərin]
asthma　喘息　　　　　　　　28
[ǽzmə]
astigmatism　乱視　　　　　　66
[əstígmətizm]

B

backache　背部痛　　　　　　56
[bǽkeik]
bandage　包帯　　　　　71, 74
[bǽndidʒ]
bathroom　洗面所　　　　　　35
[bǽθru(:)m]
bladder　膀胱　　　　　　19, 58
[blǽdər]
bleed　出血する　　　　　　　54
[bli:d]
bleeding　出血　　　　　　　54
[blí:diŋ]

blind spot 盲点 [bláind spát]	64	
blister 水ぶくれ [blístər]	70	
blood 血液 [blʌd]	54	
blood transfusion 輸血 [blʌd trænsfjúːʒən]	54	
blood type 血液型 [blʌd taip]	54	
bone 骨 [bóun]	19	
bosom 胸部 [búzəm]	15	
bowel movement 便通 [báuəl]	13	
brain 脳 [bréin]	18	
breast 乳房 [brést]	15	
breast cancer 乳がん [brest kǽnsər]	75	
bronchitis 気管支炎 [brɑŋkáitis]	28	
bruise 打撲傷 [brúːz]	31, 51	
burn 火傷 [bəːn]	31, 70	
bust 女性胸部（寸法） [bʌst]	15	

C

calf ふくらはぎ [kɑ́ːf]	17, 59
capsule カプセル [kǽpsul]	5
cardiologist 心臓病専門医 [kɑːdiɑ́lədʒist]	2
cataract 白内障 [kǽtərækt]	33
catch 捕まえる [kætʃ]	26
cathartic 下剤 [kəθɑ́ːtik]	8
cheek 頬 [tʃiːk]	14
chemist 薬局の主人（英語） [kémist]	9
chest 胸部全体 [tʃest]	15
chicken pox 水ぼうそう [tʃíkənpɑks]	28
chilly 寒けがする [tʃíli]	49, 58
chin 下顎 [tʃin]	14
Chinese medicine 漢方薬	8
chronic 慢性の [krɑnik]	49
chronic rhinitis 慢性鼻炎 [krɑnik raináitəs]	67
cigarette たばこ [sigərét]	42
cirrhosis of the liver 肝硬変 [səróusis]	33
climb 登る [klaim]	59
cold 風邪, 寒い [kould]	27
cold medicine 風邪薬	7
constant 持続的な, 一定の [kɑnstənt]	49, 56
constantly 絶え間なく	66

constipation 便秘	30	
[kὰnstəpéiʃən]		
contact lens コンタクトレンズ	66	
[kɔntækt lenz]		
contagious disease		
[kəntéidʒəs dizíːz]		
(接触)伝染病	25, 31	
convulsion ひきつけ	32	
[kənvʌ́lʃən]		
cornea 角膜	64	
[kɔ́ːrniə]		
cotton ball 脱脂綿	74	
[kɑtn bɔːl]		
cough 咳	57	
[kɔːf]		
cough medicine せき止め	7	
cut 切り傷	51, 71	
[kʌt]		

D

date of birth 生年月日　　　41
deficiency 不足，欠陥，障害　65
[difíʃənsi]
dentist 歯科医　　　　　　　2
[déntəst]
descending colon 下行結腸　19
[diséndiŋ kóulən]
describe
[diskráib]
　　　　描写する，詳しく述べる　49
diabetes 糖尿病　　　　　　33
[daiəbíːtiːz]
diarrhea 下痢　　　　　29, 57
[daiəríːə]
difficulty 障害，困難なこと　53
[dífikʌlti]

digestive 消化剤　　　　　　7
[dɑidʒéstiv]
disease 疾患　　　　　　　24
[dizíːz]
dispensary 病院の薬局（英語）9
[dispénsəri]
dizzy めまいがする　　　　49
[dízi]
doctor 医師　　　　　　　　1
[dɑ́ktər]
drink 飲む，飲酒　　　　　42
[driŋk]
drug 薬，薬物（麻薬）　　　5
[drʌg]
druggist 薬局の主人（米語）　9
[drʌ́gist]
dull 鈍い　　　　　　　　49
[dʌl]
duodenum 十二指腸　　　　19
[djuːədíːnəm]

E

ear 耳　　　　　　　　　14
[iər]
eardrum 鼓膜　　　　　　78
[íərdrʌm]
eating disorder 摂食障害　　31
edema むくみ　　　　　　32
[idíːmə]
elbow 肘　　　　　　　　15
[élbou]
emergency 救急，緊急事態　65, 74
[iməːrdʒensi]
epilepsy てんかん　　　　25
[épəlepsi]
examine 診察する，調べる　70
[igzǽmən]

eye 目 14
[ai]
eyeball 眼球 64
[aibɔ:l]
eyebrow まゆげ 64
[aibráu]
eyedrop 目薬 7
[áidrəp]
eyelash まつげ 64
[áilæʃ]
eyelid まぶた 64
[áilid]

F

face 顔 14
[féis]
falling sickness てんかん 25
family doctor かかりつけ医 1
family physician かかりつけ医 1
farsighted 遠視の 66
[fársáitid]
fever 熱 48, 56
[fí:vər]
feverish 熱っぽい 49
[fí:vəriʃ]
finger 手の指 15
[fíŋgər]
first-aid kit 救急箱 74
flu インフルエンザ 28
[flu:]
foot 足 17, 22
[fut]
forehead 前頭 14
[fɔ́(:)rəd]
fracture 骨折, 骨折する 71
[fræktʃər]
frostbite しもやけ 72
[frɔ́:stbait]

G

gallbladder 胆嚢 19
[gɔ́:lblædər]
gargle うがい 8
[gá:rgl]
general practitioner 一般開業医 1
genital 性器 17
[dʒénitl]
get well from (病気から)回復する 27
glasses めがね 66
[glǽsiz]
gum はぐき 63
[gʌm]
gynecologist 婦人科医 2
[gainəkálədʒist]

H

hair 毛髪 15
[hɛ́ər]
hand 手 15
[hænd]
head nurse 師長 1
headache medicine 頭痛薬 7
[hédeik]
heal 癒す 18, 76
[hi:l]
heart 心臓 19
[há:rt]
heartburn 胸焼け 21, 32, 48
[há:rtbə:rn]
heart failure 心不全 79
[há:rt féiljər]

heat stroke　熱射病　31
[hi:t strouk]
heel　かかと　17
[hi:l]
herb　薬草　8
[ˈɚːrb/hˈɚrb]
herbal remedy　漢方薬　8
hereditary disease　遺伝病　25
[hərédəteri]
high blood pressure　高血圧　54
hives　じんましん　72
[haivz]
horse doctor　やぶ医者　4
hot flush　のぼせ　32
[hɑt flʌʃ]
hurt　傷，痛む，傷つける　51,59
[hˈɚːrt]
hydrogen peroxide
[háidrədʒən pəráksaid]
　　　　　　　　　オキシドール　74
hypertension　高血圧症　33
[haipərténʃən]

I

ileum　回腸　19
[íliəm]
ill　病気の　23
[il]
illness　病気，不健康　24
[ílnəs]
immediately　すぐに　76,79
[imíːdiətli]
infection　感染　72
[infékʃn]
infect disease　感染症　25
inflammation　炎症　72
[infləméiʃn]

injection　注射，浣腸　69,72
[indʒékʃn]
injury　けが，傷　51
[índʒəri]
insomnia　不眠症　30
[insάmniə]
insulin　インスリン　8
[ínsələn]
intense　強い　50
[inténs]
intermittent　時々起こる　50
[intərmítnt]
internal bleeding　内出血　72
[intˈɚːrnl]
internist　内科医　2
[intˈɚrnist]
intolerable　耐え難い　50
[intάlərəbl]
intravenous fluid　点滴　79
[intrəvíːnəs]
iodine tincture　ヨードチンキ　74
[áiədain tíŋktʃər]
itch　かゆみを感じる　59,72

J

jaw　顎　14
[dʒˈɔː]
jejunum　空腸　19
[dʒidʒúːnəm]

K

kidney　腎臓　19
[kídni]
knee　膝　17
[niː]

L

lavatory　トイレ　35
[lǽvətɔːri]
laxative　下剤　8
[lǽksətiv]
leg　脚　17
[leg]
lens　水晶体，レンズ　64
[lenz]
lethargic　身体がだるい　58
[leθɑ́ːdʒik]
leukemia　白血病　31
[luːkíːmiə]
lip　唇　14
[lip]
lipstick　口紅　15
liver　肝臓　19
[lívər]
loose bowel　下痢　13
lower back pain　腰痛　56
low blood pressure　低血圧　54
lower lip　下唇　63
lump　しこり，かたまり　59
[lʌmp]
lung　肺　19
[lʌŋ]
lung cancer　肺がん　75

M

male nurse　看護士　1
malnutrition　栄養失調　31
[mælnuːtríʃn]
marital status　結婚状態　81
married　既婚，既婚の　81
[mǽrid]

measles　はしか　28
[míːzlz]
medical　医学の，内科の　6
[médikl]
medicine　薬，医学　5
[médəsn]
mild　軽い　50
[maild]
morning sickness　つわり　25
motion sickness　乗り物酔い　25
mouth　口　14
[mauθ]
mumps　おたふく風邪　28
[mʌmps]
muscle　筋肉　18
[mʌ́sl]

N

nationality　国籍　41
[næʃnǽləti]
nauseous
[nɔ́ːʃəs]
　吐き気を起こさせる　49,58
nearsighted　近視の　66
[níərsaitid]
neck　首　15
[nek]
neurologist　神経科医　2
[njuərɔ́lədʒist]
neurosis　ノイローゼ　30
[njuəróusis]
nipple　乳首　58
[nípl]
nose　鼻　14
[nouz]
nurse　看護師　1
[nəːrs]

O

obesity 肥満症 33
[oubíːsəti]
occasional 時々起こる 50
[əkéiʒənl]
ointment 軟膏, きず薬 5,7
[ɔ́intmənt]
ointment for itching
かゆみ止め軟膏 8
once 一度 44
[wʌns]
operation 手術 43
[ɑpəréiʃn]
ophthalmologist 眼科医 2
[ɑfθəlmɑ́lədʒist]
oral cavity 口腔 18
[ɔːrəl kǽvəti]
otolaryngologist 耳鼻咽喉科医 2
[outoulæriŋɡɑ́lədʒist]

P

pain 痛み 49,50
[péin]
pain killer 鎮痛剤 7
pancreas 膵臓 19
[pǽŋkriəs]
Parkinson's disease
[pɑ́ːrkinsnz] パーキンソン病 33
pediatrician 小児科医 2
[piːdiətríʃn]
penicillin ペニシリン 69
[penisílin]
penis 陰茎 17
[píːnis]
periodic 周期的な 50
[piəriɑ́dik]
permanent address 住所 41
persistent 持続的な 50
[pərsístənt]
pharmaceutist 薬剤師 9
[fɑːrməsjúːtist]
pharmacist 薬剤師 9
[fɑ́ːrməsist]
pharmacy 薬局（米語） 9
[fɑ́ːrməsi]
pharynx 咽頭 18
[fǽriŋks]
physician 内科医 2
[fizíʃn]
pill 丸薬 5
[pil]
pimple にきび 72
[pímpl]
pneumonia 肺炎 28
[njuːmóuniə]
pollen 花粉 40
[pɑ́lən]
pollinosis 花粉症 40
[pɑlinóusis]
poor 貧しい, 弱い 57
[puər]
powder 散剤, 粉薬 5
[páudər]
pregnant 妊娠 26,42
[préɡnənt]
present address
現住所, 滞在先 41
pressure 圧痛, 圧迫感 50
[préʃər]
psychiatrist 精神科医 2
[səkáiətrist]
pupil 瞳, 生徒 64
[pjuːpl]

pus　膿（うみ）　72
[pʌs]

R

rash　発疹，湿疹　59, 72
[ræʃ]

recover　回復する　27
[rikʌ́vər]

rectum　直腸　19
[réktəm]

residual urine　残尿　58
[rizídʒuəl júərən]

rest room　トイレ　35

rib　肋骨　19
[rib]

rinse　すすぐ　71
[rins]

rubbing alchohol
[rʌ́biŋ]　消毒用アルコール　74

S

sanatorium　サナトリウム　79
[sæ̀nətɔ́:riəm]

schizophrenia　精神分裂病　30
[skìtʃəfrí:niə]

scrape　擦り傷　51
[skréip]

seasonal hay fever　花粉症　40

separate
[sépərət]
　　　別居している人，別居の　81

severe　強い　24, 50
[sivíər]

sharp　鋭い　50
[ʃáːrp]

shin　すね　17
[ʃin]

shot　注射　69
[ʃot]

shoulder　肩　15, 56
[ʃóuldər]

sick　病気の　23, 58
[sik]

sickness　病気　24

sigmoid colon　S状結腸　19
[sígmɔid]

since　〜以来　52

single　独身，独身の　81

skin　皮膚　15
[skin]

skull　頭蓋　18
[skʌl]

sleeping pill　睡眠薬　8
sleeping tablet　睡眠薬　8

slight　わずかな　56
[slait]

smoke　喫煙，けむり　42
[smóuk]

sniffle　鼻風邪　27
[snífl]

sole　足の裏　17
[sóul]

sore throat　咽喉痛　28, 56, 67
[sɔ́:r θróut]

soul　魂　18
[soul]

spasm　こむら返り　59
[spǽzm]

specialist　専門医　1
[spéʃəlist]

spleen　脾臓　19
[spli:n]

split　割れるような　56
[split]

sprain ねん挫する　　　59, 71 [spréin]	symptom　症状　　　54, 78 [símptəm]
stair　階段　　　59 [stéər]	**T**
sterilize　消毒する　　　71 [stérəlaiz]	tablet　錠剤　　　5 [tǽblət]
stiff　こわばった，こった　　　56 [stif]	temperature　体温，温度　　　60, 77 [témpərətʃuər]
stomach　胃　　　19 [stʌ́mək]	temple　こめかみ，寺　　　14 [témpl]
stomach cancer　胃がん　　　75	tenderness [téndərnəs]
stomach cramps　胃けいれん　　　30 [stʌ́mək kræmp]	圧痛，押さえると痛いこと　　　50
stomach medicine　胃薬　　　7	terrible　ひどい　　　50 [térəbl]
stomach ulcer　胃かいよう　　　29 [stʌ́mək ʌ́lser]	tetanus　破傷風　　　31 [tétənəs]
stomachache　胃痛　　　29 [stʌ́məkeik]	thermometer　体温計　　　74 [θərmɑ́mətər]
stomatitis　口内炎　　　67 [stoumətáitis]	thigh　太股　　　17 [θái]
stool　便　　　13 [stu:l]	three times　3度　　　44
stroke　脳卒中　　　33 [stróuk]	throat　咽喉　　　18 [θróut]
stuffy　通りが悪い　　　59 [stʌ́fi]	throbbing　ずきずきする　　　50 [θrɑ́biŋ]
suffer　（被害を）被る　　　26 [sʌ́fər]	thumb　親指　　　15 [θʌm]
surgeon　外科医　　　2 [sə́:rdʒən]	tire　疲れさせる　　　49 [táiər]
swallow　飲み込む，つばめ　　　59 [swɑ́lou]	toe　つまさき，足の指　　　17 [tou]
swell　腫れる　　　57 [swel]	toilet　トイレ　　　35
swollen　腫れ上がった　　　57 [swóulən]	tongue　舌，言語　　　63 [tʌŋ]
	tonsil　扁桃腺　　　57 [tɑ́nsl]

tonsillitis　扁桃腺炎　28
[tὰnsəláitəs]
tooth　歯　63
[túːθ]
trachea　気管　18
[tréikiə]
transverse colon　横行結腸　19
[trænsvəːrs kóulon]
treatment　取り扱い，治療　65
[tríːtmənt]
twice　2度　44
[twáis]

U

ulcer　潰瘍　29, 30
[ʌ́lsər]
unpleasant　不快な　50
[ʌnpléznt]
upper lip　上唇　63
[ʌ́pər lip]
urinate　排尿する　13
[júərənèit]
urination　排尿　13
[juərənéiʃən]
urine　尿　13
[júərən]

V

vagina　腟　17
[vədʒáinə]
vitamin　ビタミン　65
[váitəmin]
vomitting　吐き気がする　58
[vámitiŋ]

W

widow　未亡人　81
[wídou]
wisdom tooth　親しらず　63
[wízdəm tuːθ]
wound　けが（武器などによる）　51, 72
[wúːnd]
wrap　包む，巻く　71
[rǽp]
wrist　手首　15
[rist]

About the Author

Ozaki Tetsuo, born in Japan in 1953, is a professor at Kinki University in Japan. Graduating from Waseda University at Law Department in April 1976, he was hired as an office worker at Matsushitadenso (Panasonic group). He graduated from graduate school of Asia-Pacific Studies at Waseda University in 2000. Prior to becoming a professor at Kinki University he was a professor at Kansaigaikokugo college (from April 2001 to September 2004).

He has been publishing many books including,
A Dictionary of English Legal Terminology, Tokyo: Jiyukokuminsha, 2003
The Law and History of America, Tokyo: Jiyukokuminsha, 2004
An introduction to legal English, Tokyo: Jiyukokuminsha, 2003
English Study Method for Adults, Tokyo: PHP, 2001
The Dictionary to learn Legal Terminology, Tokyo: Jiyukokuminsha, 2002
The first step of Legal seminar series (over 20 books series), Tokyo: Jiyukokuminsha, 1997〜
The Fundamental English for business person, Tokyo: Nihonkeizai-shinbunsha (Nikkei), 1994
The Recommendation of Individual Foreign Travel, Tokyo: Asahishinbunsha, 1999
The Key to Individual Foreign Travel, Tokyo: Asahishinbunsha, 2000
Master in TOEIC test, Tokyo: PHP, 2001
Basic English half an hour a day, Tokyo: Kadokawashoten, 2002
I show you my studying notebook of English words, Tokyo: Gentosha, 2004
American Legal Cinema and English, Tokyo: Jiyukokuminsha, 2005
and other lots of books.
These book titles translated in English. The original titles are published in Japanese language.

He has also translated the following book.
Feinman, Jay, *LAW 101 Everything you need to know about the American Legal System,* England: Oxford University Press, 2000

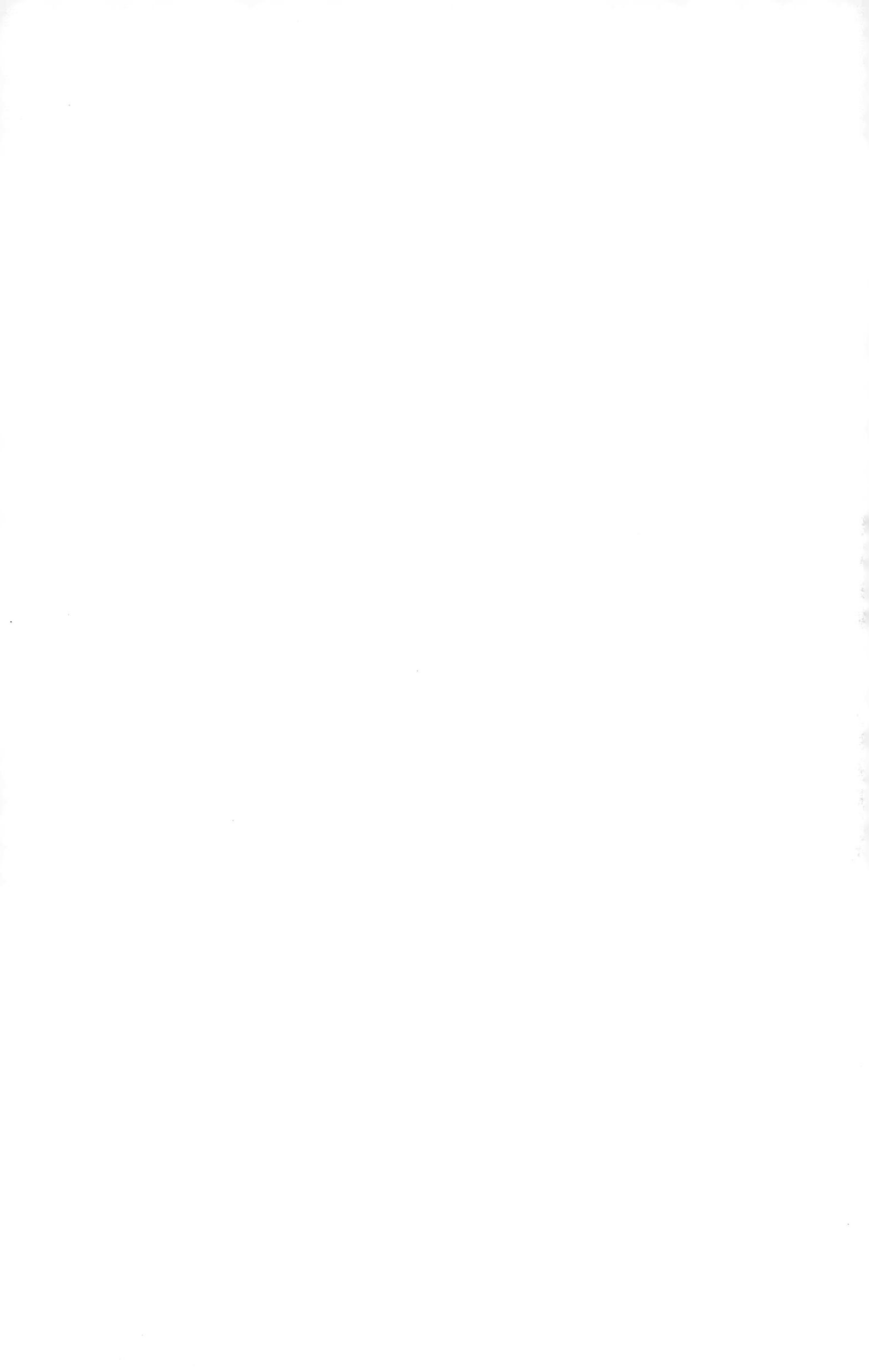